U0364979

健康科普丛书

重塑内心秩序

刘华清　林越瑞　编著

中国工人出版社

图书在版编目（CIP）数据

重塑内心秩序／刘华清，林越瑞编著. ——北京：中国工人出版社，2021.4

ISBN 978-7-5008-7616-8

Ⅰ.①重… Ⅱ.①刘…②林… Ⅲ.①职工－心理保健 Ⅳ.①R161

中国版本图书馆CIP数据核字（2021）第062713号

重塑内心秩序

出　版　人　　王娇萍

责 任 编 辑　　李思妍

责 任 印 制　　栾征宇

出 版 发 行　　中国工人出版社

地　　　　址　　北京市东城区鼓楼外大街45号　邮编：100120

网　　　　址　　http://www.wp-china.com

电　　　　话　　（010）62005043（总编室）

　　　　　　　　（010）62005039（印制管理中心）

　　　　　　　　（010）82075935（职工教育分社）

发 行 热 线　　（010）62005996　82029051

经　　　销　　各地书店

印　　　刷　　北京市密东印刷有限公司

开　　　本　　787毫米×1092毫米　1/32

印　　　张　　3.5

字　　　数　　72千字

版　　　次　　2021年5月第1版　2021年5月第1次印刷

定　　　价　　32.00元

健康科普丛书

编委会

主　任	刘泽军　刘　娜	
副主任	刘秀荣　何　毅	
主　编	徐晓莉	
副主编	刘赠龙　万国峰	
编　委	刘占江　牛国卫　刘华清	
	钟　凯　王月丹　段云峰	
	秦　桐　王玲玲　荆伟龙	
	罗　佳　孟繁强	

健康是人民享受美好生活的基础。2021 年 3 月 23 日，习近平总书记在福建考察时指出："健康是幸福生活最重要的指标，健康是 1，其他是后面的 0，没有 1，再多的 0 也没有意义。"我国已将健康中国建设提升到国家战略地位，制定了《"健康中国 2030"规划纲要》，强调将人民健康置于优先发展战略地位，要有效控制影响居民健康的主要危险因素。

近年来，全国各地广泛开展健康城市建设和各项健康促进行动，关注健康、崇尚健康的社会风气正在形成，居民的健康素养水平有了大幅度提升。2020 年我国居民健康素养水平为 23.15%，北京市达到了 36.4%，健康素养水平的大幅提高与大家的共同努力是分不开的。

如何帮助并引导广大群众重视健康、建立健康的生活方式，是健康科普的重要工作。感谢中国工人出版社的信任，将编写健康科普丛书的任务交付北京健康教育协会。协会成立编委会并组织相关领域内专家编写了本套健康科普丛书。

本套丛书以满足广大群众的健康需求为基本原则，从科学性、实用性、可读性出发，图文并茂，活泼生动，一一解答广大群众关切的健康问题，让读者"一看就懂""一学就会""一做就灵"，是一套通俗易懂的健康指导工具书。

丛书在编写过程中得到了众多医学专家和学者的大力支持，在此对他们的付出与奉献表示衷心的感谢。健康科普是一个大主题，不能涵盖所有话题，后续将根据广大群众的健康需求继续丰富相关内容，恳请广大读者提出宝贵的意见和建议。

北京健康教育协会会长

2021 年 4 月

你会因为完不成工作任务而焦虑吗？会因为失眠而干什么都打不起精神来吗？你是一个个例吗？2019年，北京大学第六医院黄悦勤教授牵头在全国开展调查，发现6大类精神障碍（心境障碍、焦虑障碍、酒精／药物使用障碍、精神分裂症及相关精神病性障碍、进食障碍、冲动控制障碍）的终身患病率为16.6%，其中焦虑障碍是患病率最高的一类精神障碍，终身患病率高达7.6%。

我国有超过2亿人患有包括焦虑障碍在内的心理障碍，即大约每6人中就有1人饱受精神类疾病的困扰，其中，职场人士更是精神障碍的高发人群。作为家庭的顶梁柱、社会的中坚力量，职场人士的心理健康不仅决定了自身的康乐、家庭的幸福，更对社会的和谐起到了至关重要的作用。因此，如何帮助并引导大家科学合理地调节自己的情绪，是当前社会关注的热点问题，也是促进社会和谐发展的关键。

《黄帝内经》中曾指出"百病始于心"。钟南山院士也曾说过："健康的一半是心理健康，疾病的一半是心理疾病。"然而，很多职场人士难以意识到自身的心理问题，即便意识到了也可能由于低估心理问题的严重性或因工作忙碌而选择忽视，甚至还有一部分人虽饱受心理问题的折磨，却因病耻感而迟迟不愿就医，从而延误了最佳治疗时间，导致症状的加剧。值得注意的是，尽管心理障碍对个体、家庭及社会的危害极大，但倘若能够做到早发现、早干预、早治疗，70%以上的患者是可以得到治愈的。

本书针对职场中常见的焦虑、抑郁、拖延等心理问题，旨在通过案例陈述、原因分析、疗愈方法等内容，提供可行性强的干预方法，使读者了解症状背后的心理问题及应对措施，从而帮助自己及他人缓解症状，更好地适应社会，更有效地发挥自身潜能，更积极地实现个体价值。

通过阅读本书，愿读者能够增进对心理问题的了解，增加心理知识储备，从而提升对心理问题的敏感性、重视程度及防治意识。愿每位读者都能被这个世界温柔以待，感受到最少的伤害、最大的善意、最多的安全感！

目　录

CONTENTS

1. 职场新人之"焦虑"

　　2020 年 8 月，陈明乘坐火车回家，刚上车就发现自己购买的临窗座位被一名 20 岁出头的女孩占了。陈明礼貌地向她出示了自己的车票，示意她这是自己的座位，本以为她会将座位让回或者提出与自己更换座位的请求。可让他万万没想到的是，女孩连头也没抬，没好气地说了一句："你坐旁边。"陈明本想与她理论几句，但是当他看到女孩面前的小桌板上堆满了各种资料，而她则在忙碌地敲击着电脑键盘时，似乎感受到了她因内心焦虑所饱受的煎熬，便放弃了与她争论的想法，在旁边的座位坐下了。

　　一路上，女孩不停地抖着腿，时不时地用左手用力地掐着自己的右手，手臂上的肌肉有时也会不由自主地抽搐。在冷气开得很足的列车上，陈明注意到她不停地喘着粗气，额头上豆大的汗珠不断滴落。他意识到事态可能有些严重，便急忙询问她是否需要帮助。她虚弱地向陈明点了点头。随后陈明帮她摘了口罩，让她做深呼吸，尽量放松自己的身体。几分钟过后她感觉好多了，连忙向陈明道谢，并对之前的事情表达了歉意。从她口中陈明得知，受新冠肺炎疫情影响，今年的就业形势格外严峻，刚刚毕业的女孩好不容易获得了目前所在公司的实习机会，便分外珍惜，同时也希望能够顺利转正，借此机会留在大城市。因此，她尽心尽力地对待这份工作，除了完成自己分内的事情，对别的同事交代的任务也是毫无怨言。然而，手中的事情积压得越来越多，让她有些不知所措。一方面，她担心自己无法在约定的时间内完成这么多任务；另一方面，也担心自己的能力达不到领导的要求，于是就这样成天忐忑不安。而由于买到的是临近过道的车票，常常需要起身让里面的乘客进出，这导致她的内心更加无法平静，不得已便"霸占"了临窗的座位，试图缓解自己不断攀升的焦虑情绪。

这位女孩的经历让陈明不禁想起了自己初入职场时的情形。刚入职的时候，领导让陈明先熟悉熟悉工作，并没有为其安排实质性的任务。虽然他每天都很主动地询问同事是否有事情需要自己来做，但是大多数时候得到的答复都是暂时没有。那段时间，

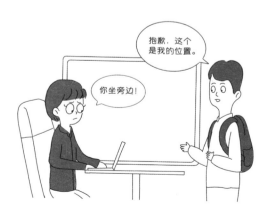

陈明一度怀疑是因为自己的能力不足，所以大家才不放心把任务交给他。为了获取大家的信任，陈明的一言一行都会在心中事先演练一遍，每一天都如履薄冰地工作。一段时间后，领导安排陈明参与一个大的项目，这让他很是欣喜，但这种喜悦很快就随着项目的推进而消退了，取而代之的是因自我怀疑而导致的焦虑情绪。每次把已完成的材料提交给领导都是他噩梦的开始，他总是生怕因为自己的失误而造成项目的停滞。这种无休止的担忧导致他处于自我营造的高压之下，终日在崩溃的边缘徘徊。

火车上那位女孩以及陈明的经历绝非个例。由于刚刚踏入社会，对于即将面对的一切仍处于未知状态，很多职场新人极易产生焦虑情绪，这其中的缘由不外乎以下几点。

1. "无所事事"型：对于职场新人，领导往往会给予一定的缓冲期让他们适应全新的工作岗位。在这段时间里，他们的主要任务就是熟悉工作环境，对未来将要接手的工作做到心中有数。但对于不明就里的职场新人来说，他们迫不及待地想要告别自己的学生时代，通过工作来证明自身的价值，而"无所事事"仿佛给了他们当头一棒，在某种程度上剥夺了他们彻底融入集体以证明自己的机会，让他们感受到了不被信任的恐惧感，进而诱发出不同程度的焦虑情绪。

2. "委以重任"型：有的新人一入职就参与了重大的项目，但是对于没有任何工作经验的他们来说，这是机遇，也是挑战。他们每走一步都会担心因为自己的失误影响团队的进度，常常陷入由自我怀疑所导致的焦虑状态。

3. "做多错多"型：有的职场新人将"勤快"作为职场生存的唯一法则，他们一刻也闲不住，不停地追问领导和同事有没有需要自己来完成的工作，甚至有时会自作主张"帮"大家完成工作。谁知越帮越忙，越帮越乱，使得他们整日如坐针毡，既为自己帮不上忙而焦躁不安，也为自己不断帮倒忙而感到焦虑。

4. "大材小用"型：职场虽然十分讲究个体的能力，但纵使能力再强，初入职场也难免需要从基层做起，这就使得一些专业技能极强的新人在初入职场时也要屈居人下，有时明知上级的安排是错误的，却苦于自己没有话语权，常常需要在违抗上级安排和违背自己内心两者中纠结。

疗愈小贴士

面对以上的遭遇和挫折，职场新人可以通过调整自身的行为与认知，来缓解焦虑情绪。

首先，需要摆正自身的姿态，不要好高骛远。对于已经掌握的知识要进一步巩固，对于仍有疑惑的内容要虚心请教，踏踏实实地做好自己分内的工作。只有不断充实自己、提升自己，焦虑情绪才会无缝可钻。

其次，只要认真做事、真诚做人，就一定会得到大家的认可。同时要把握好一切学习的机会，尽可能多地为自己充电。这样不仅会减少因自我怀疑而产生的焦虑情绪，也会因自身足够强大而有充足的底气来应对质疑。

再次，不要担心会犯错误，人非圣贤，孰能无过，要秉着良好的态度，将错误铭记于心，在接下来的工作中更加努力奋进。切勿把自己一次小小的失误当作职业生涯中的污点，从而丧失了努力前行的斗志。

最后，要做好职业规划，对于无法适应职场生活的新人，在条件允许的情况下，可以考虑重返校园，通过这样的"延缓偿付期"，一方面调整好自己的心态，为未来正式走入社会做准备，另一方面也能借助这样的机会继续深造，以期未来遇到更多、更好的机会，找到自己理想的工作。

除此之外，在努力工作的同时也要保证规律的睡眠和合理的膳食，有机会多与大自然接触，呼吸新鲜空气，同时保持适当的体育锻炼，这些都能够有效缓解压力和焦虑情绪。

2. 工作成瘾之"强迫"

　　小苏是一家公司的职员，性格内向，虽然在自己的岗位上兢兢业业地工作，但是多年来一直扮演着职场"小透明"的角色。小苏也早已习惯了这种平淡甚至有些平庸的日子，然而几个月前办公室里的一个噩耗彻底打破了她多年来平静的生活。

　　那是一个星期一的早晨，小苏像往常一样重复着以往的工作。突然，总经理向大家宣布了一个不幸的消息：小苏所在部门的领导因遭遇严重交通事故于凌晨不治身亡。就在大家沉浸于震惊与悲伤之中时，总经理又宣布了一项人事任命，决定由小苏暂时代理之前部门领导的职务。其实公司急于作出这样的任命决定实属无奈，小苏之前的部门领导精明能干，然而他的骤然离世导致公司人才青黄不接，为了维持公司的正常运转，只能论资排辈，先安排一位在公司工作时间最久、最熟悉公司业务的人来填补空缺。因此，小苏就成了这个临危受命的人。

　　从那开始，小苏坚持每天第一个来到公司，最后一个离开公司。为防止工作中有所疏漏，也为了便于检查已完成的工作，她为自己制订了严格的工作计划表，每天遵照表中所列条目逐一完成并反复检查，确保所有内容准确无误后才安心回家。回到家后，小苏还会在头脑中把当天工作上所发生的事情反复过几遍，多次确认没有纰漏后才能安然入睡。哪怕只是遗忘了白天工作中的一个小细节都会令她坐立不安，甚至因反复思考而整夜无眠。

除此之外，普通的工作汇报现在也成了小苏的噩梦。在完成工作报告的书写后，她会反复检查十几遍甚至几十遍，虽然知道没有必要这么做，但她就是无法克制自己。在汇报工作之前，小苏还会在心中反复演练，并告诫自己千万不能出错。汇报结束后，在头脑中来回比对自己在实际汇报中的表现与演练中的表现也是必不可少的项目，哪怕只是在某个用词上的细微差异都会让小苏感觉自己犯了弥天大错，并止不住地联想别人会因此而嘲笑她。

不仅是在工作日，哪怕在休息日，只要脑海中有一刻没有浮

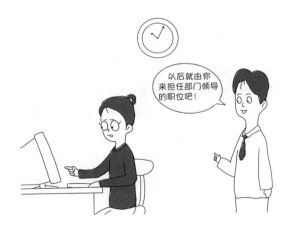

现与工作相关的情形，小苏就会寝食难安，工作仿佛成了一道无形的枷锁将她锁住。被提拔后的小苏，身上背负着巨大的压力，一方面，有难以超越的前辈作为标杆，公司的人不免会将其与前任部门领导作比较；另一方面，她在潜意识中也深知自己难以胜任这一与其能力不相匹配的岗位，于是强迫自己进行某些固定的思维和行为则成了她缓解压力的最好办法。

职场中不乏像小苏这样因为工作而诱发出强迫思维或强迫行为的人，究其背后的原因，大致可以分为三类。

1. 强迫型人格：有强迫型人格的人追求极致的完美，他们为自己设定了严格的行事准则，任何事都要分毫不差地遵照准则来执行。他们墨守成规、固执而不懂得变通，常常固守在自己所设定的"死胡同"中。他们常常有不安全感，只有在重复刻板行为的时候，才会让他们感到一丝的安心。

2. "一朝被蛇咬，十年怕井绳"：工作中或大或小的失误可能会给一些职场人士造成极大的心理阴影，使得他们在未来的工作中对自己加倍严格，甚至过度拘泥于细节，如手机必须始终保持 100% 的电量，哪怕是 99% 都会让他们感到不安。

3. 职场重压：随着竞争的日益激烈，职场人士所承受的压力也与日俱增。很多人会通过强迫自己进行某些固定的思维和行动或是将工作程式化的方法，使自己暂时与负面情绪相分离。因此，即便知道这种强迫性的思维和行为没有必要，他们还是忍不住要这么做。

疗愈小贴士

"工作成瘾"又被称为"病理性强迫工作",表现为对工作的过度依赖。工作成瘾者超限度地工作并非源自对职业的热爱,而是为了获得心理上的满足。他们吹毛求疵、过度追求完美,会对自己所犯的小错误而感到羞愧、焦虑,也会因害怕出错而浪费大量的时间在反复检查上。这不仅造成了工作成瘾者自身的极大痛苦,也会对整个团队的工作效率造成严重的影响。因此,采取适当的方式来应对工作中的强迫思维和行为显得尤为重要。

首先,在职场上切忌给自己太大的压力,不要一味地随波逐流,追求所谓的好职业、好职务,而违背了自己内心的选择。不论何种工作,只要是适合自己、让自己感兴趣的,都可以通过自身的努力在岗位上发光发热。同时要尽量避免与他人作无谓的比较,闻道有先后,术业有专攻,将自己的失败与别人的成功相对比只会徒增烦恼。

其次,不要因为工作中的一次失误而自我否定或焦虑不安。人无完人,一次失败只是人生中的一次考验,而不是定义一个人的标签。可以尝试换位思考,站在他人的角度看待问题,这样就会发现,那些自己曾以为别人会无限放大的细节,是多么的微不足道。同时,不要为工作中的一些小概率事件而庸人自扰。在概率论中,小概率事件为概率很接近于0的事件,为了一些几乎不可能发生的事而烦恼或浪费过多时间绝非明智之举。

　　最后，可以尝试暴露于令自己感到恐惧、焦虑等负面情绪的环境中，放空自己的身体和思绪。一开始可能会感到有些难以接受，但是多次尝试后，内心的不安情绪会逐渐缓解，对于过去那些让自己感到天塌下来的事情会感觉也不过如此。

　　除此之外，不论是在工作中还是生活中，都不要对自己过分苛求，弹性地安排自己的工作和生活时间，适当地放松自己的身心，只要灵活处置，万事皆有变通的可能性。

3. 职场受挫之"抑郁"

　　小刚是某知名 985 大学毕业的博士生，在校期间屡次带领团队斩获校内外竞赛的各类奖项。由于表现优异，他在尚未毕业时就已经受到了多家大型企业的青睐。为了使自己的职业发展道路更加顺遂，也为了在更加广阔的空间中施展自己的才华，小刚权衡再三，从众多向他伸出橄榄枝的企业中选择了现在这家能够给予他高起点、高薪水的公司，希望能够在崭新的职业生涯中大展拳脚。

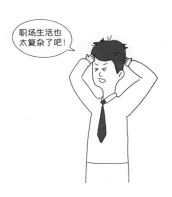

职场生活也太复杂了吧!

作为万里挑一的人才，小刚得到了公司上下的高度重视，一入职就被委以部门副经理的重任，负责督导一个核心项目的开发与建设。虽说担任副经理一职，但由于部门经理的位置尚处于空缺状态，小刚实则领导着整个团队的工作。凭借着自己过硬的专业技术和过人的管理能力，他带领整个部门屡创佳绩。上级领导对小刚寄予了厚望，多次承诺待时机成熟就安排他来填补部门经理的空缺，小刚也认为这是一件水到渠成的事情，目前唯一缺少的不过是一纸任命通知而已。不料半路杀出个程咬金，从其他部门调来的小宇被上级领导以管理能力极佳为由任命为小刚所在部门的经理，负责主持部门一切工作。本该属于自己的职位现在不得不拱手让人，这让小刚的情绪跌落到了谷底。更为致命的是，小宇和小刚的管理理念大相径庭，而小宇则处处以领导的身份来压制小刚，这些都让小刚倍感受挫。

职场的复杂性决定了我们在工作中不可能永远一帆风顺，大家或多或少都会遭遇一些挫折，其中大体包括以下几类。

1. 人际关系受挫型：职场是一个复杂的社会，想要立于不败之地，就要与人合作，形成良好的人际关系。然而有些人在与上级或同事交往时，会不由自主地感到紧张、害怕。还有些人在与人交往的过程中缺乏自信，处于新的环境或是新的人际关系中会感到自卑、无所适从等。

2. 怀才不遇型：这类人往往有很强的能力，可是在工作中，尤其是初入职场时，往往会被安排做一些与他们的实际能力相距甚远的工作，这就造成了他们极大的心理落差，产生无能为力、孤立无援的无助感，认为没有人真正理解、赏识自己，从而对工作丧失兴趣、意志消沉。

3. 原地踏步型：这类人往往性格温和，能力一般。他们默默无闻地完成领导和同事所交代的任务，但是缺少主见和创新意识，不能在关键时刻起到特殊的作用，因此容易被忽视，成为职场"小透明"，从而产生无用感和无望感。

疗愈小贴士

当工作中的负面情绪泛化到生活的方方面面时，除了上述的一些心理症状，还会导致诸如入睡困难、食欲下降、体重减轻、疲乏无力、心慌等症状。因此，在工作与生活中，我们要善用一些小技巧，及时调整自己的情绪。

首先，在人际交往中，切记"君子和而不同"。一方面，要和周围的同事保持和谐融洽的氛围；另一方面，也要对任何事物保持自己独到的见解，切勿人云亦云、盲目附和。

其次，在工作岗位中，不要让你的才华成为你成功路上的绊脚石。"君子盛德，容貌若愚。"一个人若能谨言慎行、谦虚诚恳地待人，必将赢得他人的尊重；而倘若一个人恃才傲物、自视甚高，则必将成为众矢之的。

再次，对自己要有一个准确的定位，切勿好高骛远，也切勿卑躬屈膝。不要指望自己尚未经过任何历练就能独当一面，也不要甘做沧海遗珠。在任何岗位上都要脚踏实地地做好自己的本职工作，通过自己的努力一步步实现自己的目标。

最后，进行适度的有氧运动，如慢跑、骑单车、游泳等，这样有助于体内多巴胺和内啡肽的释放，在一定程度上能够增加个体的愉悦感，有效帮助人们远离"抑郁"。此外，定期进行呼吸训练除了能够为人们的日常工作减压，也能够在关键时刻帮助人们顺利渡过急性期的"抑郁"体验。

4. 职业转换之"纠结"

丽丽今年30岁出头，是某医院急诊室的一名白衣天使，多年来对待工作一丝不苟，对待病人和蔼可亲，不论是医院上下还是患者都对她给予了高度的评价，科室领导也一直把她作为现任护士长的接班人来培养。

5年前，刚刚结婚的丽丽考虑到自己正处于职业发展的黄金期，便暂时搁置了生子计划。2年前，在双方家长的施压下，丽丽和丈夫开始备孕，但迟迟没有结果。经过检查评估，医生认

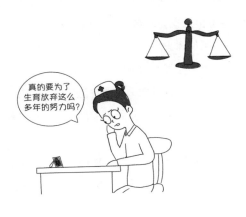

为这可能与丽丽过大的工作压力有关。由于医护人员工作的特殊性，丽丽需要频繁值夜班，这就导致其昼夜节律紊乱，无形之中对其身心健康造成了影响。在家人苦口婆心的劝说下，丽丽开始在调岗与不调岗中举棋不定。离护士长之位咫尺之遥时让她调岗，在某种程度上意味着工作多年的努力付诸东流；而倘若选择不调岗，丽丽将会承担的后果可能是失去做母亲的机会，这样的心理负担也压得她喘不过气来。

就这样，丽丽每天游走于来自各方的高压中，也会因自己迟迟难以抉择而感到无比焦虑。过去能够轻松应对的工作现在却成了巨大的心理负担，她常常因为工作繁忙或有一点小事不能如意而崩溃大哭，也常常沉浸在自己的世界中心不在焉。每当需要作决定时，她都表现得惊恐万分，甚至在拿不定主意时变得暴躁不安。

像丽丽这样因职业转换而产生的身心问题绝非医护人员的专属，而是普遍地出现在各行各业中，以下列出了引发这种"纠结"情绪的一些可能源头。

1. 前路不明型：这类人对现在的工作颇有不满，甚至已经达到了厌恶的地步，他们到处向人吐槽自己的领导多么差劲、工作多么繁忙、薪水多么微薄，上班对于他们来说就是一种煎熬，他们不安于现状，却又没有改变的勇气。

2. 患得患失型：这类人羡慕别人轻松的工作，却又不愿放弃自己丰厚的待遇；渴望坐上领导的岗位，却又不愿承担来自各方的压力；想要从事梦想的职业，却又不愿从零开始。当面临职业转换时，他们拒绝做选择题，因为选择意味着舍弃。倘若必须让这类人作出选择，他们会因焦虑而忐忑不安，因为自己的内心最想要的到底是什么，他们也不知道。

3. 被迫转换型：这类人往往因为单位转型、结构调整等原因而被迫进行职业转换，他们面临的通常有两个选择，一是从单位一次性提取一笔创业基金后自行创业或寻找新的工作，二是接受单位接下来对自己的职业安排。这类人不论作了何种选择，都容易沉浸在懊恼与悔恨中，看到别人自行创业成功后，会责备自己当初不够勇敢地接受了单位的职业安排；在创业中遇到一点小小的挫折，又会懊悔自己当初草率地与单位划清了界限。在他们的生活中充斥着种种不如意，不论作出何种选择都无法令他们真正感到开心。

疗愈小贴士

生活中我们常常会遭遇"选择困难症"，如为了中午吃什么而头疼，为了穿哪件衣服赴约而烦恼。这些虽说也是"纠结"的一种，但通常不会给我们造成痛苦。不过倘若你遭遇了像丽丽这样的情形，那就需要引起足够的重视了，除了向正规机构寻求帮助外，以下的这些小妙招或许能够助你轻松远离"纠结"。

首先，恐惧来源于未知，当你面临职业转换时，请务必先做好"攻略"。你需要对自己有一个准确的定位，结合自身的条件在脑海中形成关于所期望职业的概念，之后将自己的期望与现实中可供选择的职业进行比对，经过审慎的考量后作出是否要进行职业转换的最终决定。

其次，我们要懂得取舍。你需要明确到底什么才是你真正想要的，什么是你愿意舍弃的。"舍得舍得，有舍有得。"很难有一个职业能够满足我们全方位的要求，若你想获得新职业所带给你的光彩，可能需要先舍弃过去的那份荣耀。因此，在职业选择中，我们除了要明确自己的目标，还要懂得适度放弃。

最后，不要为自己所做出的选择自责、悔恨。每一个选择都存在着利弊，当你作出了决定后，要更加关注这一选择的益处而不是弊端。同时也不要因为一时的不如意而怨天尤人，我们需要从长远的角度来看待问题，要相信现在的不顺遂只是暂时的，并且要坚信只要通过自己的努力，必将会"柳暗花明又一村"。

5. 工作间歇之"社恐"

　　新冠肺炎疫情的突然而至打乱了很多单位的正常工作秩序，为避免病毒在人群中的进一步蔓延，许多单位选择了让员工在家远程办公。芷兰也不例外，在疫情期间享受了这样的"特殊待遇"。居家办公的那段时间是她十年工作生涯中最轻松的一段时光，让她感觉到了心理上的极大放松。

　　疫情前的芷兰每天都要按规定着正装上班，8个小时的工作时间中不论是站着还是坐着，都要时刻注意自己的仪态，跟领导

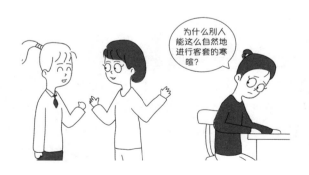

为什么别人能这么自然地进行客套的寒暄？

汇报工作时的一言一行都要经过仔细斟酌，这样的工作状态让她每天都感觉头脑中有一根弦紧绷着，不敢有片刻的松弛。而在家办公期间的芷兰则彻底放飞了自我，每天穿着最舒适的衣服，摆出最放松的姿势，向领导汇报工作再也不用像面对面时那般拘谨了。

然而随着疫情的好转，芷兰的单位重新恢复了往日的秩序，她又回归到了每天的办公室生活，这种转换让她很不适应。芷兰从接到回单位办公的通知起就变得精神恍惚，总是莫名地心慌。回单位的前一夜，她因紧张整晚都未能入睡。到了正式回归的那一天，仅仅是到了单位门口，她就开始心跳加快、冷汗直冒，双手不由自主地颤抖。茶歇时与同事的客套寒暄让芷兰感到极不自在。因此，她会刻意回避与同事的碰面，常常低着头，假装没有注意到对方。不仅是与同事打交道，哪怕是参加单位以外的集体活动都会让她感到害怕，她时常担心自己会做出一些丢人的事情，哪怕是别人的一个眼神都可能会让她因恐惧而肌肉抽搐，甚至感到恶心。这些症状已经泛化到了她生活的方方面面，只有在一个人独处时，芷兰才能感受到内心片刻的宁静。

新冠肺炎疫情导致很多人在家隔离了较长时间，过上了一种近乎"与世隔绝"的生活。家，作为一个温馨的港湾，是能够给予人安全感的地方。在这里大家纷纷卸下平日的伪装，做最真实的自己。可是当一切回归正轨，又回到那个熟悉的办公室时，很多人开始不适应了。因此，很多人在隔离期结束后，会因害怕与

人交往而回避社交。而当不得不参与一些社交活动或与人打交道时，便可能会出现类似于芷兰的"社交恐惧（简称'社恐'）"症状。出现"社恐"的原因大致有以下几种。

1. 性格原因：容易出现"社恐"的人性格内向、不喜社交，大部分时间都喜欢安静地宅在家中。他们社交的范围十分狭窄，几乎不与别人打交道，即便是与亲密的人相聚也寡言少语，总是默默地扮演着倾听者的角色。

2. 个人成长经历：来自溺爱家庭的个体在与人交往中可能会表现出"玻璃心"，因无法承受他人的批评或善意的提醒而逃避社交，将自己封闭在家庭或自我空间中。来自专制家庭的个体可能会在与人交往的过程中表现得缩手缩脚，因担心自己犯错而如履薄冰，在与人互动中表现出极大的恐惧与退缩。

3. 负面生活事件：情感受挫、来自权威人士（领导、长辈、教师等）的批评、同辈的嘲讽等负面生活事件可能会导致个体排斥与特定人群的交往。若负面情绪无法得到及时的疏解，个体可能由恐惧或逃避与特定人群交往，泛化到针对所有人群的"社恐"。

4. 互联网的日益普及：互联网的匿名性让人们可以卸下人格面具，展露真实自我。借助互联网这一媒介，人们无须惧怕旁人的眼光，可以畅所欲言，抒发各种在现实生活中不便表达的真实想法。然而，对虚拟平台的沉溺导致很多人越来越难以适应现实生活，在日常人际交往中展现出各种"社恐"症状。

5. 疫情所营造的"舒适圈"："舒适圈"指的是让我们感到轻

松、自在的圈子，短期内我们可以把它作为自我调节的避风港，但是长期处于这样舒适的环境下，我们会因生活的安逸而难以跳出这个圈子，最终将自己与社会隔绝。芷兰这种本就有社交恐惧的人，在疫情前由于工作需要必须与同事面对面地接触，不得不暴露在社交场景中。而这在某种程度上也是一个进行系统脱敏的过程，长此以往会令"社恐"人士减少由社交恐惧所带来的焦虑、紧张等负面情绪，甚至逐渐适应日常的社交活动。但是疫情期间的居家隔离将人们从社交场景撤回到了自己的舒适圈，这不利于人们社交恐惧的缓解，甚至会因长时间远离人群而加重本身的社交恐惧。

疗愈小贴士

　　"社恐"患者想要改善自己的症状，除了必要的药物治疗，还可以结合认知行为治疗中的暴露疗法、认知重建、放松训练和社交技能训练等来缓解症状。

　　暴露疗法：暴露疗法包括想象暴露和实景暴露，通过让患者持续暴露于令他们恐惧的想象和场景中，能够有效触发他们的恐惧，最终达到缓解甚至彻底消除负面情绪的目的。"社恐"患者可以先在头脑中想象那些与社交中令自己感到不安的情景，当逐渐适应、不再会因想到这些场景而焦虑时，可以根据实际情况尝试一点点接近社交场景。与同事的社交也可以参照这种模式来进行，如在一开始可以试着先与最熟悉的一个同事联系，之后逐渐增加联系的人数和次数，或尝试联系一些不太熟悉的同事，如此循序渐进，直到有效缓解或彻底消除社交恐惧。

认知重建：面对自己的一些负面想法，如别人能看穿自己的内心世界、自己会当众出丑等，可以通过与他人一起讨论和评估这些想法的合理性，通过将不合理信念中的"一定""必须"等绝对性词语转化为"或许""可能"等弹性词语，帮助自己重建合理信念。

放松训练：可以通过呼吸放松法、肌肉放松法、想象放松法等方式帮助自己应对可能面临或正在面对的焦虑、恐惧等负面情绪，最终达到心理上的松弛，使机体保持内环境的平衡与稳定。

社交技能训练：可以采取模仿、角色扮演等方式，通过反复的练习获取一些必备的社交技巧，以便更加从容地应对复杂的社交场景，增强自己在社交中的自信，有效缓解社交恐惧。

善用肢体语言：研究表明，扩张的身体姿势能够引发个体体内支配性荷尔蒙——睾酮含量的升高与压力荷尔蒙——皮质醇含量的降低，因此，常常保持昂首挺胸的领导者姿态能够使个体更加自信。

6. 工作节点之"拖延"

　　小严是某科技公司的项目部经理，专业技能强，做事严谨负责。唯一美中不足的是，他做事稍许有些拖延。但是小严所经手的项目向来都是无懈可击，就连许多吹毛求疵的甲方单位都连连称赞。因此，上级领导虽对他的拖延有所不满，却也不便深究，一直与他这个无伤大雅的小缺点"和平共处"。

　　然而自从单位接手了一个政府项目后，小严的拖延就像决堤的洪水那般，变得一发不可收拾，任凭周围的人如何催促、施压

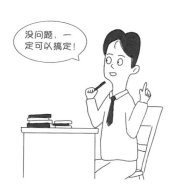

都无济于事。该项目的特殊性在于：其一，项目的金额巨大，这就使得其推进的难度也相应增加；其二，政府部门做事一向严谨、细致，对项目推进人员提出了更高的要求。

　　起初，小严虽然也像往常一样拖延，但是在总体上并未影响项目的进展，并且他拿出的方案也得到了合作单位的肯定。因此，公司领导对他的拖延睁一只眼闭一只眼，合作单位对于此事也并未深究。然而与政府部门的合作不同于和其他甲方单位合作那样只关注结果，小严及其团队基本保持着同政府部门3天一小会、5天一大会的频率进行工作汇报，这让他倍感压力，在项目推进的过程中常常感到焦虑，甚至只要是想到跟该项目有关的事宜都会令他感到心慌、胸闷。他开始逃避跟项目相关的工作，只有在不得已的时候才会做一些缓慢的推进。

　　由于项目进度过于缓慢，甚至达到了近乎停滞的状态，政府部门约谈了小严所在单位的领导，并对他们下达了最后通牒。面对层层施压的小严不得不在上级领导的亲自监督下加快进度，所幸在政府部门给定的截止日期前提交了新一阶段的工作方案。本以为这将是一个全新的开始，却没曾想，政府部门的技术人员在小严所给出的方案中发现了严重的漏洞，这令政府部门的领导大为不满。他们彻底驳回了小严的方案，不留情面地质疑小严团队的专业性，甚至毫不客气地提出将保留终止合同的权利。这些都让小严产生了严重的自我怀疑，觉得自己根本无法完成目前的项目，无论怎么做甲方都不会满意，他的自我效能感在一点点降低，无能感在一点点增长，项目所带给他的痛苦与日俱增。

小严的症状看似是由项目的推进所导致的，但究其根本，该项目只是症状产生的导火线。很多人在工作中都会或多或少的有一些拖延，只有更好地了解其成因，才能更有效地帮助我们克服拖延所导致的问题。难以甩掉的"拖延症"可能主要源自以下几个方面。

1. 对"权威"的无声抗议：拖延症状严重的人群往往处于权力等级的底层，他们在群体中几乎没有话语权，即便表达了自己的意愿也得不到他人的重视。他们深知自己的渺小与无助，绝不会轻易选择与上级正面交锋，而通过"拖延"，可以使他们感受到自己不再处于被支配的地位，能够按照自己的意愿决定完成的时间，在无声中发起了向权威者的挑战。

2. 冒险主义者：有一类人天生喜欢追求刺激，他们将"拖延"视作一种游戏，时常徘徊在危险的边缘，一次又一次地通过"拖延"来试探他人的底线。当他们有惊无险地完成挑战后会感受到莫名的快感，这种"漫步云端"的体验令他们欲罢不能，即使造成了他人的崩溃也无法阻碍他们一步步向危险靠近。

3. 完美主义人格：一般来说，具有完美主义人格的人更容易拖延，他们对工作时间、周围环境、自身情绪等都有极高的要求。在他们看来，只有满足了这些先决条件才能全神贯注地投入工作，出色地完成任务。因此，除非万事俱备，否则他们绝不会轻易地开始手中的工作。并且，这类人在任务完成后也会进行总结和反思，对自己在工作中不到位的地方产生自责和愧疚，在接下来的任务中投入更多的时间与精力在前期准备上，这就导致手中的工作常常是一拖再拖。

4.工作压力：焦虑、恐惧等负面情绪很大一部分源自工作压力，而"拖延"作为一种缓冲手段，能够让个体暂时逃避无法面对的现实。通过"拖延"，个体会产生一些不切实际的美好幻想。例如，在某一天可能会有人帮助自己完成那些困难的甚至是不可能完成的任务，或者是自己在某一天会突然产生顿悟。

疗愈小贴士

"拖延"在我们的生活中无处不在，几乎每个人都曾经历过拖延，甚至饱受其困扰。它也是一个复杂的问题，涉及心理、行为、情绪等方方面面。但是，面对"拖延"，我们并非束手无策，通过采用以下几种方法，可以有效缓解拖延症状。

首先，可以为自己列一个清单，将第二天所需完成的事项写下来，清单上的条目以不超过5条为宜，遵循"具体""可操作"的原则。例如，花2个小时完成企划书的背景介绍部分。通过这种方式，省去了每天思考或决定下一步需要做什么的时间，让自己的目标更加明确。当每天完成了清单上所列的事项后，也会让自己感受到成就感，更好地执行接下来的目标。

其次，不要禁锢在绝对化的思维模式中，认为只要自己犯错，那么自己就是一个失败者。在保持精益求精、尽善尽美的良好工作态度的同时，也需要看到自身的闪光点，千万不要因为一次失误而彻底否定自己。"拖延"永远无法从实质上解决问题，只有勇敢地行动才能弥补过失，为自己带来更好的改变。

再次，合理利用碎片化时间能够有效帮助自己缩短与目标的距离。千万不要小瞧那些被我们无视的"短小"时间，利用短短的 1 分钟，我们就可以发送一封电子邮件；利用 5 分钟，我们就能够将任务材料分类。虽然单一的某个碎片化时间无法对我们的目标产生显著影响，但当我们充分利用了若干个碎片化时间，就会发现我们的目标任务在不经意间得到了大幅推进。

最后，可以为自己建立一个全新的标准，一切遵从自己当下的感受，只要自己觉得当前的状态足够好，那就毫不犹豫地开始手头的工作。为了降低工作的难度，可以选择将任务拆分成易完成的小块，逐个击破，也可以通过团队协作的方式，各自分工，尽可能地降低任务难度，以寻求进展，并且当取得阶段性成就时便及时鼓励自己，增强自我效能感。

除此之外，还需警惕由强迫症所导致的"拖延"。如果个体在工作中表现出严重拖延，或者每天有超过 1 个小时的反复思考，耽误正常工作，影响家庭生活或社交，需要考虑是否是强迫性障碍，必要时到专科医院接受专业的诊断治疗。

7. 职场压力之"双相"

在同学的印象中，美娜是一个活泼外向、敏而好学的女生，她早早地就为自己的人生作好了规划。当班级同学还处于通宵打游戏的阶段，她就已经凭借自己卓尔不凡的投资眼光赚到了第一桶金。大学刚毕业，美娜就与人合伙创办了一家运维公司，并凭借过人的管理能力把公司经营得红红火火。没过几年，她就毫无

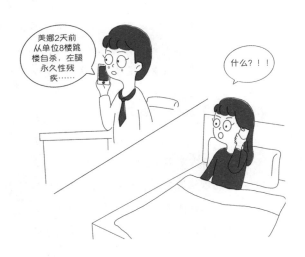

悬念地成了班级第一个年薪百万的人。

　　虽然毕业后美娜与班级同学从事着截然不同的工作，在事业上几乎毫无交集，但是他们始终保持着定期相聚的习惯。2年多前的一次聚会中，同学们惊讶地发现美娜的头发白了一大半，整个人看起来十分憔悴。通过询问得知，她的公司在那段时间遭遇了严重的危机，虽然在她的努力下扭转了局势，但是公司依然元气大伤，这令她承受了巨大的心理压力，甚至在危机过后的很长一段时间都心有余悸、夜不能寐，常常需要依靠药物来使自己镇静。

　　然而继那次一别后，美娜仿佛人间蒸发了一般，彻底与大家失去了联系。直到一年后，美娜又重新回归到了同学们的视线中。这时的她一改之前颓废、萎靡的精神状态，神采飞扬、兴高采烈地给大家讲述她成功收购公司的经历，情绪激动之时甚至会一反常态地手舞足蹈。她还为大家描绘了公司未来的蓝图，她认为照目前的发展趋势，公司跻身全国十强互联网企业指日可待，而自己未来的财富也将不可估量，还甚至许诺到时候要将公司的股份分给大家。

　　虽然同学们对于美娜这种突然的转变有些不适应，但只要她感觉开心、自在，大家也为她感到高兴。然而，接下来发生的一件事着实令人大跌眼镜。那天大家像往常一样聚会聊天，席间服务员为美娜添加了热水，谁知这个再正常不过的举动惹来了她的愤怒。她彻底颠覆了往日谦逊、客气的形象，咄咄逼人地指责服务员打断了大家的谈话，任凭旁人如何劝说都无法消除她心中的怒火。

这件事让大家惊讶于美娜彻底的改变，但是更令人惊讶的是，半年之后大家居然惊闻美娜跳楼致残的噩耗。在外人看来，美娜是人生赢家，事业有成、家庭美满，是所有人羡慕的对象，应该没有人比她更热爱生活与生命了，然而她竟然会选择自杀，还是以跳楼这般惨烈的方式。

其实，之前的种种迹象已经表明，美娜存在双相情感障碍。这是一种既有躁狂发作又有抑郁发作的疾病，而这正是导致其自杀的首要因素。那么，双相情感障碍到底是由哪些原因引发的呢？

1. 遗传因素：双相情感障碍存在遗传风险，如果家族中，特别是直系亲属中有人曾患有双相情感障碍，将大大提升个体患病的概率。

2. 性格内向：这类人往往孤僻、敏感、社会支持系统薄弱，他们鲜有可以抒发的对象，也很少表达自己的情绪。他们遇事喜欢独自承担，不良情绪往往都向自我投射，由于内心积压了太多的负面情绪，一旦爆发将产生不可估量的后果。

3. 失眠患者：睡眠问题会引发或加重双相情感障碍，若长期缺乏睡眠，个体将难以调控自身的情绪，在日常工作与生活中因一些小事而出现烦躁、易激怒等症状。

4. 工作压力：随着社会竞争的日益激烈，许多企业将业绩放在员工考核的首位，甚至为了激励员工出台了竞争上岗的政策，这在无形之中给员工带来了巨大的压力。长期处于高压下极易造成员工情绪的崩溃，使他们变得暴躁、易怒。同时，对于企业管理人员来说，他们面对的可能是动辄几百万元甚至上千万元的盈亏，每天的心情好比坐过山车，如果没有强大的心理承受能力或合理的排解渠道，极易出现负面情绪的突然爆发，甚至做出一些过激行为。

疗愈小贴士

　　为减少美娜这样的悲剧发生，需要大家在日常强化自我的心理健康意识，同时为家属及周围的人普及相关知识，争取对类似的问题做到早发现、早干预、早治疗。同时，也可以通过下列措施有效预防或缓解双相情感障碍。

　　适当的取舍：必要时需在健康与工作中做出适当的取舍，要意识到身体健康是一切的根本，为了工作而忽视健康甚至牺牲健康是不可取的。日常要保持良好的作息规律，即便工作繁忙也要尽量保证每天的睡眠时间。当发现自己的精神异常亢奋时，可以尝试听一些舒缓的音乐或在睡前进行适度的运动，以帮助入睡。若这种精力过剩的状态久久不能消退，需要引起足够的重视，必要时要向专业人士求助。

　　利弊分析：当面临工作压力的时候，可以先做一个合理的评估，衡量下如果工作失利对自己将会造成多大的影响，以及工作失利的概率，要意识到即便在工作上一败涂地，依然有东山再起的机会，而生命只有一次。当对这些问题做出合理的考量后，情绪崩溃的概率将会大大降低。

增进沟通：通过与亲朋好友更多的沟通交流，一方面，可以有效增强个体的社会支持系统，让人获得精神上的支撑；另一方面，也为人们提供了有效宣泄压力的途径，有助于保持心情舒畅、稳定情绪。

关注躁狂的隐匿性：要对"躁狂"的隐匿性发作产生足够的重视，当自己及周围的人出现一些异于常态，甚至违背个性特征的反常行为表现时，需引起格外的关注。正如美娜在跳楼前已经出现了"躁狂"的行为表现，许多人在躁狂发作时也会出现诸如灵感迸发等情况，大多数个体会因此感到元气满满，而周围的人也会误认为他们状态极佳，很难将此与"躁狂"相联系，从而延误了病情。

保持良好的生活习惯：尽量保持饮食清淡，减少油炸食品的摄入量，保持良好的作息规律，保证适度的体育锻炼。空余时间可多与大自然接触，呼吸新鲜空气，使自己的身心愉悦。日常可培养自己的兴趣爱好，如养花、听音乐、做手工等，学会将负面情绪投射到自己的爱好中，以保持乐观向上的心态，合理调控自己的不良情绪。

除此之外，在日常生活中要关注亲属情绪的变化，当发现异常时及时陪伴亲属至心理科或精神科就诊，敦促他们接受系统性的心理治疗或遵照医嘱服用足量、足疗程的情感稳定剂，以避免悲剧的发生。

8. 职场老手之"倦怠"

　　韩娟是某重点高中的数学老师，在过去20余年的职业生涯中，她对待工作兢兢业业，对待学生尽心尽力，多次被评为市级以上的优秀教师，经她所培养出的各行各业的精英不计其数。学生也对她给予了极高的评价，将她形容为"像母亲般温暖的老师"。然而就是这样一位深受学生喜爱的教师，竟然一改往日温柔、耐心的"慈母形象"，发展出了暴躁、刻薄的"虎狼做派"。

　　以往韩娟一直负责2个高三班级的教学工作，然而由于去年

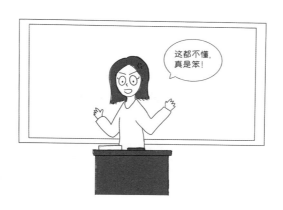

同组的一位数学老师需要休产假，其所负责的一个毕业班的教学任务便落到了韩娟头上。更为雪上加霜的是，韩娟的儿子也是毕业班的学生，但不在她所在的学校。由于儿子对学校的数学课程怀有强烈的抵触情绪，从不认真听讲，无奈的韩娟只能每晚单独给儿子辅导数学。这就造成了同样的一个知识点，韩娟每天至少得讲 4 遍，她感觉自己仿佛掉进了一个没有尽头的黑洞，像机器人一样每天重复着同样单调、乏味的流水线工作，这一切都让她感到心力交瘁。

韩娟的儿子虽然在学校的数学课上表现不佳，但是在她的辅导下，数学成绩一直名列前茅。因此，她过去并没有对儿子在校的表现多加责备，然而从她开始承担 3 个班级的教学任务起，她再也无法容忍儿子在校的懒散态度，并时不时就此事破口大骂。除此之外，韩娟对待学生也不再像以往那样温柔，每天为第一个班级授课是她最"心平气和"的时候，只要学生遵守课堂纪律、认真听讲，往往能平静度过。但是到了为第二个或第三个班级授课时，她极易因课堂上的一些小状况而出现情绪的极大波动。学生在课堂上对韩娟所讲的知识点表示疑惑也只会得到她不耐烦的草率回答，遇到在课堂上窃窃私语的学生，她会不问缘由地直接罚他们出去面壁思过。

不仅与学生之间的关系危机重重，韩娟与同事及领导间的关系也变得水火不容。大部分时候，韩娟都感到精疲力竭，她只想在自己的小空间里待着，对周围的一切人和事都很冷漠。但是当不得不与同事及领导交往时，她则会变得尖酸刻薄。

研究表明，教师、医护工作者等是产生职业倦怠的高发群体，他们在助人的同时也会消耗自己的内部资源，当这些内部资源被耗尽却没有得到及时补充时就会引发"倦怠"。以下几个方面是导致职业倦怠的主要原因。

1. 家庭的"压榨"：中年人作为家庭的顶梁柱，除了要面对烦琐的工作，通常还肩负着赡养老人和抚养子女的义务。而此时的他们随着年龄的增长，体力大不如前，来自工作与生活的双重压力常常压得他们喘不过气来。此时，若原生家庭不知体谅，无止境地索取；配偶不能及时察觉自己情绪的变化并给予安抚；子女无法体恤自己，仍然叛逆不羁，就会让个体在不断消耗内部资源的同时却找不到一丝一毫的慰藉。长久无法得到身心的放松，势必会导致情绪的波动起伏，甚至崩溃，不良情绪会泛化至随后的工作中，引发职业倦怠。

2. 工作的单调性：许多人几十年如一日地重复着枯燥乏味的工作。对于他们来说，生活像一个无止境的黑洞，不知何时才是尽头。他们感觉自己仿佛陷入了一个无限消耗内部资源的死循环，无法挣脱，更无法掌控，由此产生了疲乏感及对当前职业的恐惧感，并伴随着自我封闭、易激惹等行为表现。

3. 中年危机：中年是产生职业倦怠的高峰期。有一部分人在这一时期达到了职业的高峰，而更大的一部分人在这一时期遭遇了职业瓶颈，他们看不到升职加薪的希望，工作热情一点点减退。尤其是当他们发现与自己年龄、资历相仿的人却坐着更高的职位、拿着更优的待遇时，会感到没面子、不公平，抱怨也随之增多，逐渐衍生出对工作的厌倦。

4.更年期综合征：处于更年期的人群由于体内激素的变化，容易出现心悸、头痛、乏力、抑郁、易激动、烦躁等身心症状。这些症状一方面会对个体造成一定程度的身心损伤，另一方面也会使得个体丧失兴趣，对本来热爱的工作失去积极性，甚至萌生想要逃离的想法。

疗愈小贴士

"倦怠"不是某个行业或某类人群所特有的，它普遍地存在于我们的日常工作中。当我们受到职业倦怠的困扰时，不妨尝试以下几种方法，以帮助我们调整好自己的心态，以更好的状态面对接下来的工作。

首先，当遭遇职业倦怠时，要积极地寻求解决办法。可以尝试问自己能够做什么、有哪些选择，之后就这些问题与领导沟通。可以向领导表达自己的困难，也可以提出相应的需求和建议，如请求领导为自己批准假期以进行自我调适，或将自己调整到更加合适的岗位。在大家的沟通协调下，以期最大限度地缓解甚至消除职业倦怠。

其次，改变自己的不合理信念。停止把年龄看作是自己职业道路上的阻碍，而将它看作是自己职业的筹码。通过时间沉淀的经验是自己战胜他人的法宝，只要足够自信、努力，在任何年龄段都可能获得职业上的成功。通过这样的思维转换，能够有效地化职业倦怠为职业动力。

再次，可以借助亲友的力量，向他们表达自己内心的烦闷与苦恼。这样做一方面有助于宣泄不良情绪，另一方面也有助于增强自身的社会支持系统，补给在工作及生活中消耗的内部资源。同时，也可以将自己的兴趣爱好作为调剂品，为平淡的生活增添色彩，令人倦怠的工作与生活也会变得充满乐趣。

最后，要发现工作与生活的意义，明确自己的追求。不论身处何种岗位，都要向着自己的目标努力。当个体在精神层面上达到富足时，"倦怠"根本无机可乘。但是，倘若在目前的工作中找不到任何意义，那么更换一个更加适合自己的工作也未尝不是一个好的解决办法。

9. 职场精英之"空虚"

　　马修是某律师事务所的创始人，也是该律所的王牌律师，每天来请他代理案件的人络绎不绝。职场上的他"运筹帷幄之中，决胜千里之外"，能够英明睿智地作出艰难决断，气定神闲地解决棘手事宜，淡定自若地回答刁钻问题。然而离开职场后，马修却像失去了灵魂一般。他感觉周围的一切都是那般虚无缥缈，没有任何东西是真正属于自己的。每每回到家中，马修都会被形影相吊的孤单气息所包围，他感觉没有人可以与他一起分享成功的

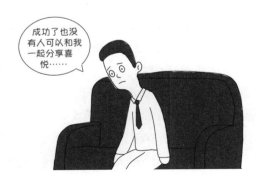

成功了也没有人可以和我一起分享喜悦……

喜悦，也没有人可以与他一起分担失败的痛苦，他的内心比偌大的房子还要空荡。尤其是夜深人静、灯火阑珊之时，马修更感觉到自己的心无所寄托、灵魂无处安放，常常夜不能寐，只能长期依靠酒精来麻痹自己。

"高处不胜寒"在马修身上体现得淋漓尽致，当他从金字塔的底端向顶端奋斗时，随着他与塔尖的距离越来越近，能够真正懂得他、与他交心的人也就越来越少。而当他无限接近塔尖的时候，更多的则是被空虚、寂寞所笼罩。这让他在人际交往中极度缺乏安全感，无法保持长久稳定的人际关系。他也曾经交往过几个女朋友，甚至一度到了谈婚论嫁的地步，但总是担忧女友爱的是他的财富。为避免令自己失望，他始终不敢在感情上更进一步。

像马修这样表面光鲜亮丽、内心千疮百孔的职场精英大有人在，他们心无所归的背后大致有以下几种原因。

1. 童年期创伤：来自破碎、重组、抚养者偏心家庭的孩子更容易产生空虚感。亲人的若即若离和冷眼相对使他们认为即便是最亲近的人也不能完全信任。他们极度缺乏安全感，回避虚无缥缈的人际关系。他们寄希望于看得见、摸得着的实物，通过自身的不懈努力换取丰厚的物质生活，以弥补缺失已久的安全感。然而，童年期的创伤令他们难以建立长久稳定的人际关系，在遭遇挫折或体验到负面情绪时，可能因找不到宣泄对象而产生无助感，体验到内心的极度空虚。

2. "高处不胜寒"：当个体在某个领域取得了超越一般人的

成就后，就更加能够体验到"知音难觅"，感受到加倍的孤独。普通人的友情和爱情在他们看来似乎是一种奢望，他们更加倾向于将自己包裹得严严实实。同时，作为以强者形象示人的职场精英，他们不愿意让人看到自己的内心世界，羞于向他人诉苦，所有的烦恼都埋藏在心底，内心的孤独、空虚只有自己能够体会。

3. 找不到人生的目标：许多人每天忙忙碌碌地工作，可能在自己的领域取得了不俗的成就，但是他们不明白自己到底想要的是什么，时常感觉自己在虚度一生。还有的人将所有的重心都放在工作上，甚至在工作中失去了自我。离开工作的他们仿佛成了生活"低能儿"，找不到任何寄托。

疗愈小贴士

每个人都会有空虚的时候，这不是一件失常的事，更不是一件可耻的事。当我们经历空虚时，不要彷徨，更不要责怪自己。通过采取以下几种方式，能够有效避免被空虚感笼罩。

正视空虚感：每个人都可能在某一刻突然涌现出空虚感，这是日常生活的一部分，就像我们有时候会有一些小情绪一样，只要不对生活造成重大影响，我们是完全可以与之"和平共处"的。要知道，空虚感本身并不可怕，可怕的是我们看待它的方式。当我们能够坦然接受空虚感，它将无法对我们的生活产生负面影响。

找寻人生目标：可以尝试为自己设定一个远期的人生目

标，并将目标拆分到每一天来完成。当完成一个阶段性目标时，给予自己一定的奖励。通过这种方式，能够把每一天都过得很充实，也能够体验到成功的喜悦。

走出自我封闭的怪圈：尝试与周围的人建立联系，可以先从自己的亲人入手，逐步过渡到陌生人。通过与亲人的交流互动，消除相互之间的隔阂与偏见，重塑亲情的纽带，使自己拥有情感与精神的寄托，重新感受生活的美好，这本身就是一种疗愈和安慰。而通过与陌生人建立联系，可以帮助个体认识到世界上还有许多与自己志趣相投、心灵相通的人，从而有效帮助自己增强社会支持系统，更好地应对生活中的负面事件。

接纳真实的自我：每个人都想将自己最强大的一面展现给别人，我们不愿提及更不愿展露自己内心最脆弱的一面，然而伤痛并不会因为我们的掩饰而消失或减弱。承认自己的脆弱并不可耻，通过直面真实的自我、直面真实存在过的创伤经历，让自己意识到一切已经过去，可以帮助自己卸下不必要的防御机制，与自己的过去和解，从而更好地面对生活，应对各种挑战。

助人自助：在生活中，我们要以真诚的态度对待周围的人，给予他们充分的理解与信任，让他们在安全的环境中，感受到被爱、被接纳、被关注、被尊重。通过将这份温暖传递下去，整个社会将逐步建立起良好的氛围，最终使他人与自己都感受到最少的伤害、最大的善意、最多的安全感。

10. 临近退休之"疑病"

　　老杨是某政府机关的办公室主任，年轻时因忙于工作而疏忽了家庭。随着年龄的增长，他越来越意识到对家庭的亏欠，决定在退休后加倍补偿妻儿，以弥补曾经的缺失。为此，他早早地就做好了详尽的退休计划，准备与家人共享天伦之乐，其中包括带妻子到全国各地旅行、见证儿子在研究领域的每一次突破、陪伴孙女的成长等。随着退休的日益临近，老杨越来越难掩心中的喜悦，嘴角常常不由自主地上扬，午休时间也经常哼着小曲和办公

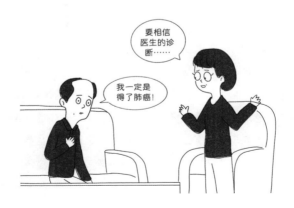

室的年轻小伙子一起打篮球。看到他容光焕发的状态，同事们都调侃他越活越年轻了。

然而在距离退休还有半年时，老杨却一改之前神采奕奕的状态，变得萎靡不振。每天从单位大门走到办公室的路上，他总是捂着胸口叹气。来到办公室后，他就眼神空洞地盯着电脑屏幕，一坐就是一整天。同事与他说话时，他都心不在焉，常常半天才能缓过神来。

在同事的追问下，老杨道出了实情。原来，他的一位朋友在距离退休还有两个月的时候因为肺癌去世了。参加完朋友的葬礼后，他就开始觉得肺部疼痛、呼吸困难，这一情况持续了一周。他便开始怀疑自己也得了肺癌，会像朋友那样熬不到退休那天。带着紧张、焦虑的情绪，老杨来到医院做肺部检查。通过胸部CT，医生在他的肺部发现了一个4毫米的小结节，这对老杨来说犹如晴天霹雳，他觉得之前的担忧并非杞人忧天，厄运最终还是降临到了自己的头上。虽然医生告知老杨不需要接受治疗，只要定期来医院复查即可，但他坚持认为自己得了不治之症，已经回天乏术，所以医生才会这么安慰自己。

从医院回到家后，老杨就上网搜索肺结节的相关信息。然而屏幕上赫然呈现出的"肺癌"两字，吓得他把手机摔在了地上。从那时起，老杨开始变得惶惶不可终日，反复到医院进行身体检查，并挂了全市几乎所有三甲医院呼吸科专家的号。虽然得到的结果都是一致性的"没有大碍，注意观察即可"，但他仍然坚定地认为自己得了肺癌。医生建议老杨短期内没有必要频繁做胸部

CT检查，却得到他不屑的回应："不检查我怎么会知道自己得了肺癌？"妻子劝说老杨要相信医生的诊断，却得到他无情的怒斥："不懂就闭嘴！"老杨的同事想以自身的经历安慰他，便调侃道："别担心，反正死不了，你看我有5毫米的肺结节还不是活得好好的。"不曾想却遭到了老杨严肃的回应："这可不是开玩笑的事情。"

老杨的状态不仅严重影响到了他的生活及工作，也为周围的人带来了极大的困扰。尽管所有的医学证据都表明老杨的身体没有大碍，但他仍然坚信自己患上了肺癌，并因此而恐惧、焦虑。那么，到底是哪些原因导致了疑病症状呢？

1. 工作压力：工作压力除了会引发肌肉酸痛、胃肠道不适等生理反应，也会导致焦虑、抑郁等情绪反应。生理上的不适本就会引发个体不舒服的感觉，若此时没能做好情绪调控，则会变得敏感、多疑，放大身体上的感觉，并将这种不适感错误地解读为是自己的身体出现了问题，从而加重个体的负面情绪。如此恶性循环，使得个体感觉自身的状况不断恶化，从而坚定地认为自己患上了不治之症。

2. 身体警惕性：随着年龄的增长，像老杨这个年龄段的群体可能会出现身体各器官功能的衰退，这导致他们格外关注自身的健康，对于一些细微的波动和变化异常敏感。倘若此时有年龄相仿的同事或朋友过世，便会加重他们对自身健康状况的担忧，将一些轻微的症状过度解读为重大疾病的征兆，如将感冒引发的咳嗽认定为肺癌的前兆。

3. 不确定性：正如医生对老杨的建议是清一色的"没有大碍，注意观察即可"，许多人在就医时也常常会得到类似的诊断结果。但是，这句话在有疑病症状的人群看来，包含着极大的不确定性。他们认为"没有大碍"与"注意观察"之间存在矛盾。因此，他们宁愿选择相信自己患了病。为减小对自身状况的不确定性，这类人群试图通过去医院反复检查获取确定性的结果，以减少因"疑病"而产生的痛苦，虽然最终并不能获得令自己满意的结果，但是在反复检查的过程中，他们能够暂时缓解自身的焦虑。

疗愈小贴士

由于对疾病的过度关注及担忧，"疑病"会使人长期处于高压之下，生活十分痛苦。而周围的人也会因他们对自身健康的过度担忧及抱怨而感到困扰。同时，由"疑病"所导致的过度检查等行为不仅会对自身造成一定的经济负担，也会对医疗资源造成不必要的占用。那么，类似老杨这样的"疑病"人群该如何缓解自身的不良症状呢？

首先，我们需要清晰地认识到，自己的躯体症状是真实存在的，并对其作出科学合理的解释。例如，可能是最近的大规模流感导致了咳嗽症状，可能是因为感冒导致了呼吸困难。同时，我们也要认识到躯体症状与某种疾病之间并不存在绝对的关联。

其次，我们要相信医务人员的专业性，不要因互联网上真假难辨的信息而影响我们的判断，造成不必要的恐慌或引发"病急乱投医"的非理性行为。在这个信息爆炸的时代，为避免由互联网所诱发的疑病症状，我们可以尝试缩短使用互联网的时间，并主动回避可能造成我们过度担忧的信息，将更多的时间与精力投入令自己感到轻松愉快的事情上。

最后，个体可以通过生活方式的转变、兴趣的发展等方式来转移自己的注意力。例如，可以通过与家庭成员间的互动来充实自己的生活，以减少对自身健康过度关注的时间与频率；也可以通过加强体育锻炼以增强自身的体质，从而消除一些真实存在的躯体症状，由身体状况的改善促进心理状况的改善，最终达到一个良性循环。

11. 都市白领之"恐婚"

　　艾米是一家外企的资深翻译，入行 10 年间，凭借自己过硬的专业素养，从一名实习生一路奋斗到目前的翻译部副主任。每当回忆起这十年来的辛酸经历，艾米都会在心中暗暗发誓，自己在未来只会比现在过得更好。

　　艾米有一个相恋超过 10 年的男友，两人感情稳定。男友在多年前就曾经向她求婚，但是遭到了她的拒绝。后来男友也多次在正式及非正式的场合下提到结婚的问题，可艾米不是转移话题

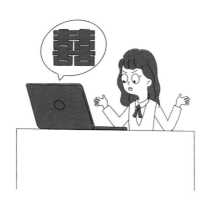

就是搪塞而过。男友见迟迟得不到答复，便给艾米下了"要么结婚，要么分手"的最后通牒，没想到艾米却回应说："我们都在一起十几年了，有没有那张纸又有何分别呢？"男友迫于无奈，只得搬出了双方父母。最终，在双方家庭及男友的重重施压下，艾米勉强答应了男友的求婚。

然而从答应男友求婚的那天起，艾米就开始变得焦躁不安。以前她的翻译稿件是质量的保证，现在却频频出现一些低级错误；已经历过无数次的口译任务会让她感到焦虑，她还会频繁做出一些极不符合她专业素养的行为；温柔理智的她变得暴躁冲动，常常不分青红皂白地为一些小事训斥下属。每每接到双方家人及男友的电话艾米都会万分焦虑，到后来只要听到电话铃声都会心跳加速、手心冒汗。为此，她不得不给手机设置了静音。这使得领导及同事常常联系不到她，对工作造成了严重的影响。

随着婚期的日益临近，艾米的情绪变得越来越阴晴不定。对于婚礼的筹备，艾米视若无睹，还时常在家人积极准备的时候说一些风凉话；男友询问她婚礼的相关事宜时，她大发脾气；多数时候，她都将自己封闭在房间中，拒绝与人接触。与结婚相关的一切事物都成了艾米的梦魇，同事给她的喜糖转手就被她扔进了垃圾桶，小区门口的婚车会令她惊恐万分，哪怕只是听到有人谈论"结婚"一词，都会导致她呼吸急促、面色煞白。

艾米在单位有一个竞争对手妮可，与她资历相当、年龄相仿，两人都是未来翻译部主任的热门人选。两人虽然表面上看似关系融洽，但私底下一直在暗暗较劲。事业心极强的妮可一直没有结婚。这使得即将步入婚姻殿堂的艾米认为，自己在与妮可的竞争中必然会处于劣势，她甚至感觉妮可已经在用一种王者的姿态藐视自己。

艾米的"恐婚"其实影射了目前很多都市白领的现状。他们拿着丰厚的薪水，不需要通过婚姻来找寻安全感。相反，婚姻的介入或许会打破他们目前的平衡状态。因此，他们不敢也不愿冒着改变现状的风险去步入人生的下一个重要阶段。而究其根本，他们"恐婚"的根源可能来自以下几个方面。

1. **童年期创伤**：父母频繁的争吵打闹会给孩子幼小的心灵留下难以磨灭的伤痕。当孩子成年后，婚姻及与婚姻相关的话题都可能激活他们童年期的创伤，让那段痛苦的经历清晰地闯入他们的脑海，使其再次体验到当初的痛苦。因此，童年期所经历的家庭冲突会使人认为婚姻将给自己带来负面影响，从而恐惧并逃避婚姻。

2. **缺乏包容**：男女双方在性格、生活习惯等方面的差异可能需要双方的共同磨合，但倘若双方或其中一方缺乏包容就可能使当事人对婚姻产生恐惧。很多人从小在众星捧月的环境下长大，习惯了抚养者对他们的有求必应，在感情生活中也倾向于以自我为中心，难以包容对方，在相处中容易引发各种不和谐问题，导致双方面对婚姻时踟蹰不前。

3. **女性的劣势**：职场的新老更替很快，尤其是在一些快节奏的城市，机会永远都是留给对单位最有利的人。而已婚女性相比于其他人会失去很多机会，甚至有时候她们休完产假回来，会发现不仅失去了本该属于自己的晋升机会，就连自己的职位都已经被他人所取代。如此严酷的事实令许多事业型女性难以忍受。因此，逃避婚姻似乎成了她们的首选，甚至是唯一选择。

4.高昂的婚姻成本：筹备婚礼的费用可能已经压得许多年轻人喘不过气来，而婚后高额的房贷、车贷，甚至未来子女教育所产生的费用，都会令人对婚姻望而却步。

疗愈小贴士

18世纪的意大利作家卡萨诺瓦曾在《我的一生》中写道："婚姻是爱情的坟墓。"可见"恐婚"绝不是当今时代特有的产物，但如今它却像流行病一样，在都市白领间迅速传播。为了有效缓解"恐婚"所带来的身心症状，我们可以采取以下方法。

首先，需要认识到，父母婚姻的不和谐对我们确实造成了极大的伤害，但这并不意味着他们的"悲剧"一定会在我们的婚姻中重演。我们不应把过去的负面情绪体验带到现在的情境中，将带给我们创伤的父亲和（或）母亲的某种属性强加到另一半身上，更不能简单地将他们等同。

其次，男女双方可以直接地向对方吐露内心的真实想法，让双方都有机会站在对方的角度看问题。例如，可以告诉另一半自己对婚姻的恐惧源自童年期的创伤经历，或对婚姻生活的未知。通过沟通，而不是争吵或冷暴力，增进理解，打消双方对于婚姻的顾虑，同时也有助于婚姻生活的和谐。

最后，不要盲目迷信他人对婚姻的评价。将婚姻的主动权始终掌握在自己手中，只要努力经营爱情，相互包容、懂得沟通，就能在婚姻中收获幸福。

12. 职场孕妈之"衰弱"

孕育生命是一个漫长而艰辛的过程。这期间，母亲不仅要经历孕吐、水肿、腰痛等生理反应，还要承受由流产、早产、胎儿畸形等不确定因素所造成的心理负担。而对于职场孕妈来说，工作所带给她们的压力也不容小觑。

小赵是众多职场孕妈中的一员，作为一家电子商务公司的会计，负责公司的固定资产清算、财务审计、工资核算、经费报销等工作。日常事务虽然繁杂琐碎，但她条理清晰、手脚麻利，总能够井井有条地处理好各项工作。然而从小赵怀孕开始，一切都

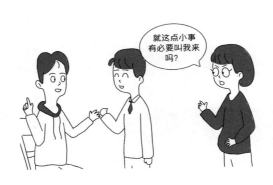

发生了变化。她开始变得迟钝，注意力难以集中，记忆力也严重下降，一件简单的事情经常需要同事与她沟通几遍才能完成，领导交代的任务她常常一转头就忘了。并且，随着肚子里的宝宝月份的增大，小赵的心思似乎也越来越不在工作上：本该两三天就到账的差旅费，小赵的同事愣是等了半个月还没收到；一个月前就该打的工程款，愣是拖到了乙方来催款；小赵每月提交的报表和账目就连不懂财务的人都能发现漏洞百出。

由于小赵是孕妇，公司领导和同事并没有对她工作的失误多加责备，相反还专门为她安排了一间休息室，希望她能够调整好状态，更好地投入工作中。谁曾想，从那以后，小赵频繁利用上班时间在休息室睡觉，这严重违反了工作纪律，但开明的领导考虑到孕妇会存在嗜睡症状，也默许了她的这种行为，让周围的同事在需要她配合时叫醒她即可。开始的时候，一切都很和谐，没有要紧工作时小赵就在休息室睡觉，一旦接到紧急任务，同事便会叫醒她。可是一段时间过后，小赵对于同事叫醒自己表现出不耐烦，常常面露不悦地说："这点小事有必要叫我来吗？"

两个月前，小赵的行为变得越发离谱了。她对声音、光线异常敏感，在办公室时会要求同事关上门窗、拉上窗帘，同事的声音稍微大一些也会引发她的不满。在工作中，小赵还经常以身体不适为由来到休息室，紧锁房门，将手机调成静音，戴上眼罩和耳塞后开始睡觉。同事由于电话联系不上她，只得去休息室敲门。对此她十分愤怒，指责同事叨扰了她的休息。最终，同事由于受不了小赵的行为，将此事进行了上报。领导得知后严厉批评了小赵，收回了她对休息室所享有的特权。没想到在听到这个处理决定后，小赵突然情绪崩溃，声嘶力竭地反驳领导。

小赵的问题不仅严重影响了工作，也对生活造成了极大的影响。她情绪低落、精神萎靡，常莫名惶恐，精神活力严重下降，稍微动一下都会觉得异常疲乏。她开始变得易激惹，家人随意的一句话都可能导致她情绪暴躁，丈夫也经常遭到她的打骂。她的睡眠出现障碍，常常因梦到婴儿尖锐的哭喊声而惊醒，并不由自主地哭喊。

- -

作为职场孕妈，在孕期出现相应的一些生理及心理症状是正常现象，但小赵的症状已对其自身及他人造成了极大的困扰。导致其出现孕期神经衰弱的原因可能有以下几种。

1. 工作压力：教师、公司职员等脑力工作者是神经衰弱的高发人群。一些从事脑力工作的职场孕妈经常需要加班加点地工作，这对脑力和体力来说都是极大的挑战。她们一方面要应对强烈的妊娠反应，另一方面还要处理繁杂的工作，极易产生巨大的身心压力。若此时没有一个合理的情绪宣泄口，极易因一些小事而出现突然的情绪崩溃。

2. 经济压力：一些职场孕妈可能是家庭的经济支柱，本身承担供养家庭的重任已非易事，何况几个月后还要增加新生儿的开销，更别提未来子女教育所产生的费用了。巨大的经济负担使得她们即便在孕期也不敢对工作有丝毫懈怠，这就导致许多职场孕妈终日处于惶恐之中，常常因此而失眠、做噩梦，并对周围的细微刺激异常敏感。

3. 缺乏亲属支持：孕产期是个体情绪最为敏感多变的时期。孕妇此时若缺乏亲属的支持，极易出现各种身心问题。很多家庭将关注的重点放在孕妈腹中的孩子身上，却忽视了她们的情绪，导致其频繁出现暴躁、易激惹等情绪失控现象。

4. 环境嘈杂：孕产期女性可能会因激素和神经内分泌系统的变化而产生一系列的生理反应，如头晕、心悸、水肿等。倘若孕妈长期处于嘈杂环境中，她的休息将受到严重影响，不适感将加重，易烦躁、发怒，对声、光等环境刺激异常敏感。

疗愈小贴士

女性在身体等方面的特殊性，决定了她们有时会比男性承受更多的生理及心理压力。尤其是职场孕妈这个特殊群体，在孕期身体激素的作用下，极易产生一些身心问题。对此，可以采用以下方法缓解孕期的不适症状。

首先，良好的环境有助于神经衰弱症状的缓解。尽可能营造没有喧哗、吵闹的环境。在有条件的情况下，孕妈可以脱离令自己感到神经衰弱的情境。同时，在适宜的情况下定期通风，保证良好的空气质量。

其次，增进与亲属之间的理解。通过与亲属的沟通交流，可以有效帮助自己宣泄不良情绪，增进自我了解，加强自我肯定和接纳，从而有效地缓解症状。同时，通过这种方式也能让亲属有机会更好地了解孕妈的身心症状，对她们多一分理解与支持，并提供更加行之有效的帮助，以减轻她们在面对怀孕时的孤独感，在一定程度上改善和修复其社交能力。

再次，孕妈可以阅读一些有关孕产期的书籍，对自身的症状有一个更加深入的认识，在突然出现身体不适及情绪波动时，能够更加从容、有效地应对。同时，可以阅读一些与婴幼儿相关的书籍，增加对未来婴幼儿照护的知识，缓解焦虑，逐步将自己代入母亲的角色中，以适应由怀孕带来的身心改变。

最后，在饮食上要注意清淡，避免食用辛辣油腻的食物，减少盐分摄入，从而有效缓解孕产期水肿等身体症状。适度的体育锻炼也是孕产期所必需的，在路况及距离合适的情况下，孕妈可以用步行替代交通工具出行，通过有规律的运动，改善紧张状态，舒缓压力。睡前可以喝一杯热牛奶或播放舒缓的轻音乐，这样做不仅有助于孕妈的睡眠质量，也有助于胎儿的身心健康。

13. 连续加班之"失眠"

　　当今社会，随着生活节奏的日益加快，越来越多的人存在或曾经历过失眠。中国睡眠研究会的调查表明，中国成年人的失眠发生率高达 38.2%，并呈现逐年攀升的趋势。

　　瀚文是一位在北京工作的金融从业人员，多年来都饱受失眠问题的困扰，常常在深夜看着天花板辗转反侧几个小时。有时候好不容易睡着了，一点动静又会将他吵醒。他平均每天只能睡四五个小时，虽然白天的时候也会因休息不足而感到疲惫，但长

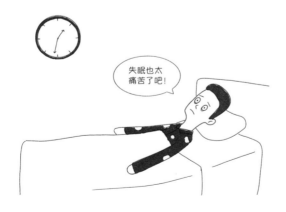

失眠也太痛苦了吧!

久下来，他已经习惯了这种睡眠状态，并慢慢忽视了失眠对其工作及生活产生的影响。

然而不久前公司的并购重组彻底打破了瀚文与失眠之间的平衡状态。那段时间他频繁熬夜加班，身心异常疲惫。尽管如此，躺在床上的他却怎么都无法入睡，一想到第二天还要面对大量的工作，而自己却毫无睡意，他就感到无比的焦虑。这进一步加重了他的失眠症状，并由此陷入了失眠的恶性循环。白天的时候，瀚文常常因夜间没有得到足够的休息而出现乏力、倦怠等症状。由失眠所引发的注意力不集中、记忆力衰退等问题，也严重影响了他的工作质量和效率，他不得不花费更多的时间在熬夜加班上。

他开始对环境中的微小刺激极为敏感，钟表的嘀嗒声、蚊虫的飞舞声甚至连妻子的呼吸声，都会导致他烦躁不安、无法入睡。为此，瀚文开始与妻子分房睡。他移除了房间中的钟表、摆件等一切可能发出声音的物件，甚至连那些会产生白噪声的电器也统统被他拔除了电源。可即便如此，他的失眠问题并没有得到丝毫的改善，严重时甚至彻夜无眠。

过度的身体透支让瀚文不堪忍受。他常常在夜间无法入睡时暴躁地用手敲打自己的头部。他对周围的一切开始变得冷漠，多次感叹生活没有意义。妻子因担心他做出过激行为，只得请假在家中陪伴。

大多数人都曾经有过失眠的经历，可能是因为过度劳累或兴

奋，可能是因为不适应新环境，也可能是因为身体疾病等，但往往持续时间不会太长，对工作与生活也不会造成太大的影响，通常在去除了某个诱发因素后，症状就能得到自行缓解。而严重的失眠问题可能是由心理、环境、个性特征、生活习惯等多方面因素导致的。

1. 工作压力：随着社会竞争的日益激烈，加班成了一个普遍现象。许多人即便是在回到家后，也需要继续工作，这对个体容易造成极大的压力，引发持续性的精神紧张，对睡眠质量产生严重破坏。同时，繁重的工作本身可能会占用大量的休息时间，严重缩短睡眠时长，令个体倍加珍惜仅有的睡眠时间，对失眠产生恐惧，并过分关注失眠的不良后果，从而产生焦虑、烦躁等负面情绪，继而导致失眠问题的进一步恶化。而失眠的加重反过来又会影响个体的情绪，最终形成恶性循环。

2. 环境变化：春夏交替之时，天气日渐炎热，夜晚逐渐缩短，容易诱发入睡困难、睡眠浅、早醒等症状。此外，当个体变更住所时，对新环境的陌生、不适应在一定程度上可能会造成大脑处于持续警惕的状态，导致神经紧张、缺乏安全感等问题，继而对睡眠质量产生影响。

3. 个性特征：一些完美主义者对待工作力求精益求精，甚至会表现出一些强迫症状，哪怕躺在床上时，脑海中也会不由自主地浮现工作的画面。特别是当他们想到工作的某个部分可能完成得不到位时，就会焦虑不安，反复思考问题的原因和解决办法，对睡眠质量产生严重影响。

4.生活习惯：为了应对紧张的工作，保证自己在日间充满活力，许多人都有喝咖啡的习惯，在需要加班的时候可能还会增加咖啡的摄入量，而咖啡因的作用可能会导致个体在夜间出现入睡困难的状况。同时，现代人的习惯性晚睡打破了昼夜节律，不利于体内褪黑素的分泌，导致许多人在入睡和保持睡眠方面存在极大的问题。

5.声、光污染：居住地附近工地的噪声及夜间探照灯的亮光、装修的噪声、街道的嘈杂声、空调的滴水声等都可能造成个体的入睡困难、多梦、深睡时间短、早醒等睡眠问题。

疗愈小贴士

失眠指的是个体尽管有适当的睡眠机会和睡眠环境，仍然对睡眠时间或睡眠质量感到不满意，且影响日间社会功能的一种主观体验。通过采取以下几种措施，改变个体对失眠的认知偏差及对失眠问题的非理性信念能够有效改善失眠症状。

首先，个体要保持合理的睡眠期望，不要过于高估每日所需的睡眠时长。虽然人们普遍认为成年人需要保证每天6~8个小时的睡眠时长，但个体间存在着巨大的差异。有的人每天只需要睡3~4个小时，第二天仍然精神饱满，而有的人每天即使睡10个小时，第二天却仍然萎靡不振。因此，不必拘泥于某个有关睡眠时长的标准，倘若个体已经习惯了每天较短的睡眠时长，并且不会对正常的工作与生活造成影响，不必给予过多的关注，更不要因睡眠时间较短而造成不必要的恐慌。

其次，个体需要调整对待失眠的态度，理性看待失眠造成的不良后果，认识到失眠对工作与生活造成的影响通常是有限的，不要将失眠看作是一件天大的事。同时，不要过分关注睡眠，保持自然入睡的状态，避免因强迫自己入睡而对自身造成心理负担，更不要因一晚没睡好而产生挫败感。

最后，要培养自己对失眠影响的耐受性。即使在夜间睡眠不足，个体也尽量不要利用白天或周末来弥补睡眠的缺失。可以通过缩短清醒时卧床的时间，避免日间小睡，保持规律作息，降低在床上玩手机、看电视的频率，减少咖啡因的摄入量等方法，增加入睡的驱动力，以改善失眠症状，增加有效睡眠时间。

14. 底层员工之"厌食"

　　小舟是一家汽车4S店的销售，多年来业绩平平。眼看着与自己一同入职的同事有的已经坐到了销售经理的位置，而自己仍然还是一名普通的销售员，她不免产生了极大的心理落差。

　　半年前，小舟的单位来了一位新领导赵璐。这位新领导每天化着精致的妆容，衣着得体又气场十足，让看到她的人都无法挪开目光。作为店里销量的保证，只要她出马，几乎没有谈不成的单子，小舟也将她视作自己的偶像。而赵璐在分享销售技巧时所说的那句"管理好自己的形象，这是你的资本，也是你成功的筹码"也被小舟视为座右铭牢记在心。

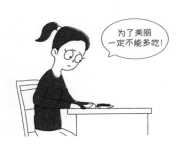

为了美丽一定不能多吃！

受到赵璐的影响，小舟也开始关注自身的形象。在她看来，相貌是天生的，而身材是可以依靠后天努力来打造的。因此，她日渐沉迷于身材管理。通过"管住嘴，迈开腿"的生活模式，小舟在一个月内就瘦掉了5斤。看着镜子中自己日渐凸显的腰身，她感觉很有成就感，在工作中也变得越发自信了。同事们都对她刮目相看，纷纷向她讨教经验。曾经的职场"小透明"一下变成了众星捧月般的人物，这令她颇为满足。从那之后，小舟进一步加大了减肥的力度，她越来越多地限制食物的摄入，每日还进行高强度的体育运动。但是当她瘦掉8斤后，似乎进入了一个减肥瓶颈期，再也难以突破当前的体重。为此，小舟开始借助一些辅助手段。她频繁催吐、导泻、服用减肥药物等，体重在短期内一下又减轻了5斤。同事们都夸她越来越美了，她也很享受自己当前的状态。

　　然而在3个月前，明显消瘦的小舟开始出现了闭经的情况，这让她很是紧张。于是，她适当增加了食物的摄入量，减少了药物等的使用。但很快，小舟的体重就出现了反弹，对此她感到十分痛苦。看着镜子中明明已经很瘦削的自己，她却觉得异常肥胖。体重的增加让小舟变得极不自信，尤其在不小心丢掉了一个大单子后，她更加因为自己的"肥胖"而自卑。从那以后，她增加了催吐、导泻的次数，加大了减肥药物等的使用剂量，并开始频繁地关注自己的体重，每天上秤不下20次。两个月前，小舟开始对食物产生排斥，哪怕是看到过去喜欢的食物也会产生恶心、厌恶等条件反射。身高165厘米的她，体重只剩35公斤。

除此之外，她还产生了脱发、失眠等症状。

在这个"以瘦为美"的社会，小舟的"厌食"从某种程度上可以说是时代的产物，但也与她的工作、自身的性格等因素分不开。从以下几个方面，我们或许可以对厌食症状进行更加深入的了解。

1. 遗传因素：研究表明，"厌食"的遗传度高达 50%~80%，个体的厌食症状在很大程度上可能源自遗传。如果个体的直系亲属曾经有过"厌食"经历，如在面临工作与生活的压力时出现食欲下降、进食困难等问题，那么个体在遭遇类似情况时，也可能表现出相似的厌食症状。

2. 心理因素：许多人由于自我接纳度较低，对自己的外形不自信，甚至有些自卑，在某些"样貌等同于销量"的畸形企业文化的影响下，更加感觉自己毫无存在感，得不到任何人的关注。而体重减轻是一种相对来说耗时较短、成本较低的改变外形的手段。当个体尝到体重减轻的甜头后，就会沉迷于减轻体重所带来的快感，长久发展下去便容易导致厌食症状的出现。

3. 工作压力：为激发员工的工作积极性和效率，许多单位采取末位淘汰制。这给许多员工，尤其是那些一直以来业绩平平的员工带来了极大的压力，进而出现食欲不振等症状，久而久之可能引发对食物的恶心、厌恶等条件反射。

4. 社会导向：不知从何时开始，骨瘦如柴的身材成了新的审美标准。媒体大肆宣扬那些体重不过百的超模在保持身材方面是如何自律，并打上了"你还有什么理由不努力减肥"的标语。减肥品厂家更是利用诸如"一个连身材都控制不了的人，怎么掌控自己的人生"这类毒"鸡汤"来宣传自己的产品。因此，越来越多的人，尤其是像小舟这样的年轻女性成了减肥大军中的一员，为了瘦无所不用其极，最终对自己的身体造成了不良影响，甚至是不可逆的伤害。

疗愈小贴士

在这种近乎病态的畸形审美下，越来越多诸如小舟这样的人成了"牺牲品"。改善厌食症状，或许可以通过以下几种方法。

首先，个体需要对自己的身材有一个科学合理的认知，不要一味模仿或追捧瘦削身材。过于消瘦的身材不仅缺乏美感，也不利于健康。当个体改变对自己身材的认知偏差，意识到自己与肥胖完全不沾边后，饮食习惯将会逐渐回复正轨，厌食症状也将出现相应的好转。

其次，需要意识到身材固然重要，但身心健康更加重要。没有了健康，一切都是枉然。可以通过一些过往的案例，了解"厌食"的危害，认识到科学、合理的饮食对身心健康的重要性。同时，需摒弃诸如"胖子是没有前途的""只有瘦才会受欢迎"这样的错误信念，建立起健康的行为模式。

最后，可以通过不断为自己充电，以增强自信，更好地接纳自我。当自身足够强大后，个体将更加体会到身材不是决定成功与否的因素，无须通过自己的外形来取悦或讨好他人。

除此之外，厌食症的发病率虽然在人群中不高，但其死亡率高达5%~15%。因此，当发现亲属出现厌食症状后，要陪伴其去正规医院接受诊治。针对急性期患者，亲属要及时陪伴其入院治疗，纠正水、电解质代谢紊乱和酸碱平衡失常等问题。

15. 遭遇辞退之"创伤"

　　如今的就业形势越来越严峻，很多人面临着就业难的问题，职场的失业率也呈现逐年攀升的趋势。

　　小南是一家设计公司的制图员，虽然天赋不足，但勤奋有余，凭借自己的努力将工作做到中规中矩。而且小南为人忠厚、踏实，对于领导交代的任务一丝不苟，在与同事的合作中任劳任怨。因此，尽管他资质不佳，但领导从未想过要找人取而代之。

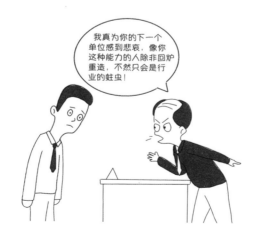

然而以前的领导突然离职，新上任的领导与老领导是截然不同的两类人，刚上任就彻底改变了原来的规矩。新领导不打感情牌，不论新员工还是老员工都一视同仁，只看能力说话。谁能为公司创造最大的收益，谁就能升职加薪。而那些为公司创收极低或无法创造收益的人要么被他调整到了公司的底层岗位，要么就直接被辞退了。新领导很快就盯上了业绩平平的小南，认为他的职位应该另选贤能，但念在他入行多年积累了一定的工作经验，暂时没有对他的职位作出调整，只是给他下了最后通牒，要求他在3个月内做出令人满意的成绩。

　　3个月很快就过去了，小南仍然业绩平平。对此，脾气暴躁的新领导直接在全体人员的会议中不留情面地指责小南无能，不配拥有当前的职务。他字字诛心，直击要害，让小南无以辩驳，当下就想找个石头缝钻进去。更令人难堪的是，新领导将小南调整到了底层岗位以杀鸡儆猴，告诫所有的员工，只要做不出业绩就是这个下场。以如此不体面的方式被降职，让小南变得焦躁、愤怒，对于一些同事善意的提醒也表现出较强的攻击性。他的脑海中时常不自觉地浮现出新领导在会议上对他说的那番刺痛人心的话，从而对工作开始产生倦怠、恐惧等情绪。

　　与此同时，他开始对同事的谈话内容异常敏感。当有人提及自己时，他就会像突然受到惊吓一般，莫名地警觉，认为周围的同事都对他怀有敌意。在工作中，他难以集中注意力，导致工作效率严重下降。除此之外，他还因感受到同事的攻击性而展现出一些破坏性行为，恶意删除同事已完成的图稿，对公司的整体工作进度产生了极大的损害。新领导也毫不留情地表示就此开除他。从那以后，小南开始频繁失眠、做噩梦，常常回忆起新领导开除他时的情景。即便在家中，他也能不断体验到被辞退时的那种痛苦，从而出现呼吸困难、心跳加速、恐惧、易受惊吓等症状。除此之外，他对自我的评价也陷入了谷底，认为自己一无是处，因而不愿去找寻新的工作，也不愿与人接触，每天都情绪低落，对生活也逐渐丧失了兴趣。

　　降职、失业虽然是每个职场人士都不愿遇到的，但有的人能坦然面对，而有的人会在生理及心理上产生巨大反应。这除了可能与他们经历的"创伤"情境相关，也可能与以下因素相关。

　　1. 童年期经历：一些人可能从小活在兄弟姐妹的光环下，是父母口中"扶不起的阿斗"，即便在成年后也因为平庸而时常成为邻里教育子女的反面教材。这类人在遭遇辞退时，很容易体验到童年期被长辈训斥的"创伤"经历从而产生自我怀疑，体验到异常不适的生理及情绪感受。

　　2. 性格特点：敏感的个体容易在职场中体验到"创伤"。这类人在平常就可能因为同事不经意的一句话而产生自卑心理，当遭遇辞退时可能会感觉到自我世界的瞬间崩塌，自卑感达到前所未有的强度，导致其自我封闭，对工作及生活丧失热情，更无法投入新的工作与生活中。

　　3. 竞争压力：许多单位热衷于采用竞争上岗制、末位淘汰制、绩效考核制等办法来激励员工的工作积极性，这在无形之中给员工带来了巨大的压力。尤其是一些能力薄弱的员工，因为在竞争中频频处于劣势，更加坚定地认为自己迟早会被淘汰，从而对工作产生恐惧、焦虑等负面情绪。而情绪的变化容易导致个体在竞争中注意力不集中，频频失利，如此陷入了一个恶性循环，使得个体极易因工作或生活中的小事而情绪崩溃，形成难以磨灭的"创伤"。

4. "当头一棒"：像小南一样，许多员工虽没有给单位创造过高额的利润，但也从未出过半点差错。然而就是这些兢兢业业的员工，却因为单位改制、领导岗位人员调整、财政缩减等原因成了被"牺牲"的对象。在此之前，他们从未想过自己会被辞退。他们中有的可能已经快要退休，有的可能在不久前才被承诺过升职加薪，突遭辞退令他们无比委屈。他们将所有的这一切归因于自己不好，导致他们对自身产生了严重怀疑，因担心犯错而不愿与人接触，更不愿开始新工作，由此所产生的"创伤"可能会伴随他们一生。

疗愈小贴士

每个人在一生中都会或多或少地经历一些坎坷，有的挫折只会对我们造成些许伤害，而有的则可能对我们造成难以磨灭的创伤。因此，如何能够缓解由"创伤"所带来的伤害，以帮助诸如小南这样的人群，一直以来都是大家关注的重点。

首先，需要认识到，任何心理"创伤"都是伤害者与被伤害者之间所形成的"配合"。"创伤"是真实存在的，但是它对个体所造成的伤害大小是可以由被伤害者所决定的。因此，当感受到"创伤"时，可以自我询问"希望这件事对自己产生多大的伤害"，让自己认识到，在"创伤"经历中自己可以化被动为主动，通过主观认知的改变以尽可能地减少"创伤"所带来的伤害。

其次，个体可以进行"自我省察"，用现在的眼光去检视过去的经历。例如，可以从新的角度去看待父母对自己的评价，认识到他们并没有恶意，只有对自己"恨铁不成钢"的爱；而上级领导的一些尖酸刻薄的话语并不具有针对性，只是出于对手下员工的严格要求。

最后，需要寻找负面情绪的宣泄口，避免堆积不良情绪。可以向亲朋好友倾诉自己内心的苦闷，当一个痛苦被说出来后可能会变成半个痛苦；也可以通过运动、旅游、绘画等方式，将负面情绪投射出去；当一个人独处时，可以尝试对着墙壁大叫或者毫无顾忌地大哭一场；也可以将不愉快的经历写下来，以释放内心的压力。

16. 身居高位之"偏执"

　　胡卿是某公司的董事长，凭借自己的努力白手起家，一步一个脚印地创办了属于自己的第一家公司。在他的领导下，公司从最初只有几个人的小团队发展到如今上千人规模的大公司。

　　然而，在看惯了商场的尔虞我诈后，胡卿觉得只有掌握在自己手中的才最可靠。因此，他始终坚持凡事亲力亲为。大到公司项目的决策，小到办公用品的采购，他都不交给别人。公司

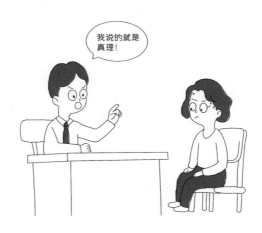

领导层的其他成员虽然可以参与公司的大小会议，但是没有话语权，更没有决策权。对此，他们颇有怨言，多次向胡卿提出放权的要求，却得到"等你坐到我现在的位置再跟我谈条件"这样的拒绝。

半年前，公司的一个大项目被人捷足先登。这让本就敏感、多疑的胡卿变得过于警惕，怀疑自己身边被人安插了商业间谍。因此，他对于公司的决策变得更加小心谨慎，除了严格把控参与公司决策过程的人员，还开除了身边一切可疑的员工，就连从创业初期就跟随他的元老级员工也未能幸免。在他看来，宁可错杀一千，绝不放过一个。从那以后，胡卿开始频繁关注周围人的谈话与行为，有时一句简单的问候或手势都能被他解读为商业暗号。他开始越来越不信任周围的人，总感觉有人要加害自己，甚至连秘书为他泡好的茶他也不敢喝。此外，胡卿还开始展现出暴力倾向，稍有不满就会在公司大肆发泄，多次砸碎办公桌上的摆件，踢坏办公室的门，对员工破口大骂，还曾不慎用文件夹砸伤过一名员工。

公司大项目的丢失作为导火线加重了胡卿的"偏执"，但他的症状不是一朝一夕就能形成的。类似胡卿身上这种偏执症状的产生，可能源自以下几方面原因。

1. 早年分离：过早地与父母分离可能会令孩子产生"自己不好，所以父母不要自己"的错觉，导致他们自卑、敏感、性格孤僻，因担心被抛弃而刻意疏远他人，难以与人建立亲密关系，或为了掩饰内心深处的自卑而表现出极端的自负。倘若个体在童年期频繁更换抚养者，则可能导致他们极度缺乏安全感，难以信任他人，在成年后展现出多疑、猜忌的性格特点，对周围的一切过分警觉，常常将他人的言行解读为恶意，易感受到攻击性，表现出暴力倾向。

2. 自我苛求：一些人可能受到成长环境的影响，对事物表现出苛求、固执的态度，在他们的世界中一切都是"非黑即白"。这类人对自身的要求极高，始终处于标准化与极端化信念的包围中，不懂得变通，无法容忍自己犯错。但"人非圣贤，孰能无过"，当意识到自己的错误时，他们会感觉违背了自己所设定的完美标准，从而变得暴躁易怒。有时候，为了保持自己的"完美"，他们会产生自己不会犯错的信念，将过错归因于他人，将对自我的苛求转变为对他人的苛求。

3. 创业受挫：创业是一件无比艰辛的事情，每一步都会走得加倍艰难。在创业的道路上，他们可能遭受到了太多的冷眼与鄙视，经历了太多的欺骗与谎言。身体上与精神上的痛苦令他们缺乏安全感，除了自己，他们怀疑任何人，时常处于戒备与紧张状态，甚至连最亲近的人都不能获取他们完全的信任。同时，他们容易变得固执、苛刻，要求所有人都严格按照自己设定的规则行事，并对周围人所犯的小小错误"零容忍"。

疗愈小贴士

过度怀疑会让自己时刻感到草木皆兵，影响正常的判断，最终导致"偏执"，对工作及生活造成极大的影响。在日常生活中，我们可以采取以下对策，有效应对"偏执"症状。

首先，有早年分离经历的个体需要重新审视自己的那段经历，尝试站在父母的角度体会他们当年的难处，认识到父母都想给子女最好的生活，他们将自己交给他人抚养并不是因为自己不够好，而是迫于生活的压力，从而增进对父母的理解，消除由"被抛弃"所导致的自卑，与自己的过去和解，以更加积极阳光的态度面对生活，以更加平和理性的态度对待自己及他人。

其次，我们在生活中或多或少地都遇到过一些令人痛苦的事件，但这并不意味着痛苦会一直重演或延续。要学会放下"一朝被蛇咬，十年怕井绳"的心理防御机制，给自己拥抱美好生活的机会，也给别人与自己建立良好关系的机会。通过停止持续性的负面思维，我们放下无谓的担忧，与人建立起稳定、相互信任的关系。一方面，这有助于自我解压；另一方面，也有助于增强我们的社会支持系统，更好地应对来自工作与生活的压力。

再次，对于"偏执"所造成的敏感、多疑，我们可以借助反证法来"推翻"自己不切实际的假设。例如，可以通过积极主动地与他人交流，增进相互间的了解，消除对他人无端的敌意与偏见。当自己对某件事或某个人产生怀疑时，可以去寻找不支持自己假设的有力证据。通过诸如此类的办法，能够让我们意识到一些担心是多余的或者是自己主观臆想的，从而逐渐开始信任他人，以理性的方式对待周围的人和事。

最后，需要以更加平和的心态面对自己及他人的过错。每个人都会犯错，并且大多数时候我们所犯的错误并不致命，只要勇于承认、及时改正，一般都有补救的可能。倘若错误已经无法挽回，这时候苛责任何人都无济于事，只能通过这个过错来警醒自己及他人不要再犯。切忌将无心之失当作人生的"污点"，而应从错误中吸取经验教训，使自己变得更好。

17. 竞争压力之 "成瘾"

　　随着时代的发展、科技的进步，互联网正在逐渐改变我们的工作及生活方式。然而，互联网带给我们极大便利的同时，也带来了不容忽视的危害，越来越多的人开始沉溺其中。互联网的匿名性可能使得人们沉迷于在网络上发泄自我；它的便利性可能导致人们过度依赖其来完成在现实中也可以实现的事情；它的平等性可能引发人们将网络作为逃避现实的乌托邦。

　　希希是一家英语培训机构的销售顾问。刚入职的时候为了业绩，她经常在马路上发传单，除了要忍受风吹日晒，还常常要看

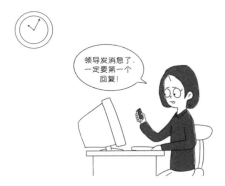

领导发消息了，一定要第一个回复！

别人的脸色。后来随着经验的积累，她发现网络是一个很好的宣传平台，不仅不用受人白眼，网络上的市场也更加广阔。希希很享受这种坐在办公室里吹着空调、动动手指就可以发展客户的工作状态。她每天会花费大量的时间在网络上发布课程广告，向潜在客户介绍课程内容，请求亲朋好友帮助自己推广课程。

有一天，希希的领导向大家宣布，公司空缺了一个课程主管的位置，谁在未来 1 个月内业绩最佳者会被提拔到这个岗位。为此，大家都像打了鸡血一样，在上班时间无所不用其极地推销课程，下班后也加班加点地拼业绩，甚至连吃饭、洗手的时候也时刻关注自己的手机，生怕一不留神就会错失某位客户。希希的丈夫常调侃她跟手机变成了连体婴儿。

凭借自己不懈的努力，希希成功地在 1 个月中将自己的课程销量冲到了榜首。然而就在大家恭喜她即将升职的时候，领导却宣布任命销量第二的同事为课程主管，给出的理由是"业绩很重要，但是工作态度更加重要"。原来，希希为了冲销量，常常忘记回复领导在微信工作群中发送的消息，这让领导觉得她对于自己布置的任务态度不够端正，难以胜任课程主管的职务。

领导虽然没有任命希希为课程主管，但是向她承诺，只要她能端正好态度，继续保持业绩，下次再有职位空缺会第一个任命她。从那以后，希希几乎无时无刻不盯着手机，领导发来的信息她都能秒回，除此之外，还会不停地刷朋友圈，看到领导发布的动态第一时间点赞或留言。就这样，希希开始沉溺于网络不能自拔，对网络的"成瘾"导致她对周围的一切丧失兴趣，变得冷漠、消沉。

"成瘾"的核心在于个体明确知道自己的行为有害却无法自控。希希在内心深处其实明白没有必要一直盯着手机看，但是她无法控制这样的行为。对于希希来说，课程主管的职位对她的"成瘾"行为不过起到了催化剂的作用。"成瘾"问题的症结主要源自以下几个方面。

　　1. 性格原因：一些人由于性格自卑内向，在现实中恐惧与他人交流，而网络的匿名性为他们提供了无须面对面交流的机会，潜在地增强了他们的自信。当遭遇挫折时，他们倾向于上网寻求安慰，通过在互联网上毫无顾忌地畅所欲言，有效缓解负面情绪。这令他们感觉互联网是万能的，并将其作为精神的寄托，久而久之便可能沉溺于网络无法自拔。

　　2. 互联网的便利性：互联网让职场人士有机会接触到更多的潜在客户，只需动动手指就可能拓宽业务范围。随着社交平台、视频会议软件等的发展更新，职场人士有机会在足不出户的情况下谈成业务，节约了大量的时间与精力。互联网所带来的成功令职场人士颇有成就感。他们投入大量的时间在网络上发展客户，希望能不断复制互联网为自己带来的成功。然而互联网上的资源与商机是无止境的，这导致他们很容易在使用互联网的过程中失去时间概念，无止境地沉溺其中。

　　3. 自我主导的需求：现代社会鼓励竞争，不知从何时开始，只有第一名才被认为是优秀的，才能够得到他人的关注，而仅仅一步之遥的第二名却被认为不够优秀而无人问津。但现实中能够成为第一名的人只是凤毛麟角，这就让许多人倍感压力。他们恐惧竞争却无法改变规则，只能长期活在焦虑、紧张的情绪状态下。然而，互联网为个体提供了自我主导的机会，在这里没有人能够要求他们做什么，他们可以完全凭借自己的意愿任意制定规则，如任意调整游戏的难度、随时重新开始游戏等。虚拟世界令个体很容易体验到成功的喜悦，导致他们沉溺其中难以自拔，甚至无法适应现实世界。

疗愈小贴士

网络成瘾导致的社交恐惧、睡眠障碍、学习问题等正侵蚀着许多人的身心健康。针对这一问题，可以从以下几个方面进行自我疗愈。

首先，针对自身的网络成瘾行为，要做到"疏"而非"堵"。通过切断网络、禁用手机等"简单粗暴"的方式，看似能够堵住网络成瘾行为的源头、迅速解决问题，但实则治标不治本，极易造成网络成瘾行为的反复。而引导自己认识到网络成瘾的危害，如损害健康、造成社会隔离、引发家人不必要的担心等，能够加深自我对网络成瘾行为更加深刻、本质的认知，树立起克服网络成瘾行为的信心与决心，从根源上解决问题。

其次，可以罗列一个清单，其中包括 5 个网络成瘾行为给自己造成的危害及 5 个戒除网络成瘾行为将会给自己带来的益处。将清单随身携带或放置于醒目的位置，随时提醒自己坚定戒除网络"成瘾"的决心。同时，为自己设定长期及阶段性的戒除目标。要注意，戒除的目标不是使自己彻底放弃网络的使用，而是在不影响正常工作与生活的情况下，合理地使用网络。例如，除正常工作时间外，每天使用互联网的时间不超过 2 个小时，不在吃饭时使用电子产品，睡前 30 分钟不使用互联网等。当阶段性目标达成时，给予自己适当的奖励，如购买一件自己喜欢的东西；而当阶段性目标未能达成时，则给予自己适当的惩罚，如取消某项娱乐活动。

再次，不必一味地依赖网络来完成工作，有时候结合传统的工作方式可能会带来意想不到的收获。在职场中采取线上线下相结合的方式，一方面可以满足一些追求快捷生活的年轻群体的需求，另一方面也可以满足一些习惯面对面交易的老年群体的需求，更好地拓宽业务范围，提升自己在现实世界中社会交往的能力，同时也避免了在办公室久坐所带来的危害，有助于增强体魄。

最后，可以帮助自己找寻网络成瘾行为的替代性活动。例如，通过发展自己的兴趣爱好，与朋友聚会、旅游等方式充实自己的精神生活，从而戒除对网络的过度依赖。运动也是戒除网络成瘾行为的极佳方法，通过定期进行一定时长的有氧运动，如每周 3 次、每次 45 分钟的骑自行车、徒步旅行、慢跑、瑜伽锻炼等，能够有效帮助个体释放体内的内啡肽，使自己对运动"成瘾"，从而在一定程度上改善个体对网络的过度使用，获取更加健康的生活方式。

18. 潜心创作之"躁狂"

言枫是一名作家，在业界久负盛名，虽然作品屈指可数，但每一部都是值得细细品味的佳作。因此，尽管言枫的创作周期极长，但众多出版社都排着队想要与他合作。在他们看来，好的作品值得等待。

每次在进行艺术创作时，言枫都会将自己反锁在工作室内，不眠不休，并变得易怒，总是因一些小事而变得暴怒无常。家人喊他吃饭常遭到他劈头盖脸的怒斥，稍有一点风吹草动都会令他烦躁不安，并因此而多次砸碎玻璃。

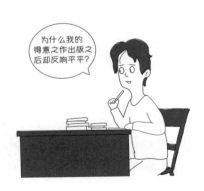

为什么我的得意之作出版之后却反响平平？

不久前，言枫历时 3 年创作的书籍终于出版了。然而他的得意之作一经出版却反响平平，读者评价他的作品不知所云，业内专家抨击他的作品脱离现实。这令言枫变得暴躁易怒，多次在互联网上与反对他作品的人展开骂战，言辞激烈，完全不顾及自己作为公众人物的形象。很长一段时间内，言枫几乎不吃不喝，从早到晚地盯着电脑屏幕。这令家人很是担忧，但每每劝阻都会引发他的怒火。他轻则辱骂家人，重则歇斯底里地怒吼。家人用尽了各种办法都无济于事，只能听之任之。

有一天，言枫突然让家人帮自己签收包裹。起初家人也没多想，谁曾想一天竟收到了几十个包裹，堆起来足足有两米高，打开一看净是一些昂贵又无用的东西。但是当看到言枫对这些物品爱不释手的样子后，家人也对他心情的改善感到很欣慰。可是一连几天，每天都有大量的包裹送来，买的都是一些"鸡肋"的东西，这令言枫的家人对他突然的改变不免有些担心。

寡言少语的言枫甚至变得异常多话，并伴随夸张的肢体动作；挑食厌食的他开始变得食量惊人，并常常在饭桌上滔滔不绝地大声赞叹食物的美味；不喜社交的他开始频繁约人聚餐，并自信地向人宣布自己将成为下一个莫言。而最令言枫感到兴奋的是，他似乎进入了创作高峰期。他灵感迸发，有时候一个月就能完成以前至少一年才能完成的创作，让大家都开始惊叹于他的高产。但是，言枫在这段时间总感觉有人在监视他，他认为有人想伺机偷取他未出版的书稿。虽然工作室位于顶楼，但言枫总能听到楼上有窸窣的脚步声和窃窃私语声，因而频繁对着窗外怒吼，严重扰乱了他人的生活秩序。

躁狂症是一种思维、认知、行为的障碍，对个体及他人的危害极大，并常常伴有反复发作的倾向。它通常由以下几种因素交互作用而引发。

1.家庭失和：个体展现出的行为模式可能受到周围最亲近人群的影响。原生家庭的不和睦可能使个体在潜意识中将争吵打闹当作解决问题的有效方法，遇事容易冲动，表现出暴力倾向。同时，婚姻家庭的不和谐也可能导致个体将争执吵闹的习惯带到其他问题的解决中，展露出暴躁易怒的行为表现。

2.应激事件：生活中的突发性事件，如事业突遭"滑铁卢"、失恋、亲人离世、好友背叛、投资失利等都可能让个体产生自我怀疑，对自己曾经的决策产生悔恨、痛苦、自责、内疚等复杂情绪，并逐渐将负面情绪泛化至周围人身上，表现出敏感、暴躁、易怒，并展现出一定的破坏性。

3.背负父母过多期待：一些人的职业并非由自己所决定，而是接替了父母的工作。他们可能活在父母的光环下，任凭自己怎么努力也无法达到父母的高度；他们也可能活在父母的梦想中，一辈子都在为实现父母未曾实现的梦想而努力。这类人在潜意识中始终感觉被父母所操纵，他们在父母的目光中前行，每一步都走得小心谨慎。由于背负着父母的梦想，他们不敢更不能失败，在工作中常常因惧怕失败而出现情绪的崩溃，在遭遇挫折时体验到深深的无力感，倾向于做出过激行为。

4.个性因素：性格内向的个体可能倾向于将负面情绪向自身投射，当累积到一定程度后将会出现突然的情绪爆发。他们也可能因不善言辞而通过行动来抒发自己内心的不满，从而表现出暴躁的行为倾向。

5.物质使用：酒精、激素类药物、抗精神病类药物、降压药等的服用可能引发或加重躁狂发作。

疗愈小贴士

当躁狂发作时，个体一般会体验到异乎寻常的良好状态，很难将其与疾病相联系，常常因此而延误病情，导致症状的加重甚至引发悲剧。因此，个体在日常生活中需要对一些细微的症状保持足够的敏感，当发现自己疑似有躁狂症状时及时就医，同时，可以采取下列方法延缓或控制躁狂发作。

药物治疗：鉴于"躁狂"的危害性较大，针对有"躁狂"家族史或二次发作的个体，在急性期需通过药物及时控制"躁狂"发作，以缓解症状。这一阶段的药量使用要足，以心境稳定剂结合抗精神病药物为主。在巩固期，为防止"躁狂"反复，需维持与急性期治疗相一致的用药和剂量。在维持期，要防止病情复发，可根据实际情况酌情减少服药剂量，但要保持对病情的监控。若出现病情波动反复，应及时恢复甚至加大药物使用剂量。

良性沟通：需要认识到沟通的力量是无穷的。通过与人沟通，直接用言语提出自己的想法、表达自己的不满，从而借助更加温和、简便的方式解决问题。例如，当父母为自己安排了非理想的工作时，可以向父母表达自己的真实想法，而不是将不满情绪发泄在父母或者工作上。长此以往，个体将会在潜移默化中适应这种解决问题的办法，在遇到问题时，越来越少地表现出躁狂症状。

理性看待失败：每个人几乎都曾经历过事业上的失败，可能是遭遇失业，可能是创业受挫，也可能是在工作中无人赏识。但是，失败是一件十分主观的事情，如果个体能够将失败看作是一次经验教训，将会从中汲取经验，为接下来的成功做好铺垫。同时，个体也要意识到，失败并不一定意味着自己不够好，就像梵高的艺术作品也曾经历过不被理解的低潮。当自己认定某件事情后，坚定地走下去，切忌因某次失败而产生自卑感、无能感。

建立社会支持系统：日常多与亲朋好友沟通，在遇到负面情绪事件后及时向他们倾诉或寻求帮助，在与亲朋好友的互动中感受到被支持、被关注与被爱，从而有效缓解负面情绪及由此所产生的行为问题。

保证健康的饮食作息规律：保持充足的睡眠，有助于增强个体的满足感，在一定程度上可以帮助个体远离精神类疾病。避免食用辛辣刺激的食物，戒烟戒酒，以防因摄入刺激性物质而造成个体的过度兴奋，从而诱发过激行为。

除此之外，家属需提醒确诊"躁狂"的患者按时按量服用药物，并密切关注患者病情，当发现异常时，及时与医务人员取得联系。对于个体疑似"躁狂"症状的出现，家属需保持警惕、密切监视，必要时陪伴其去医院进行诊治。

心理锦囊之“精神分析治疗”

　　小梦是一个温柔大方、善解人意的女生，但是在感情生活中总是遇人不淑，她的几任男友不是有暴力倾向，就是嗜赌成性，甚至曾经有一任男友还是警方通缉的涉黑案件嫌疑人。那么，到底是什么原因导致小梦仿佛具备吸引“不良男友”的体质呢？通过精神分析，治疗师发现这一切都是小梦的潜意识在作祟。她出身于一个不幸福的家庭，父亲经常喝醉酒后打骂她和母亲，这导致成年后的小梦在潜意识中想要改变当初那个“虐待”自己的父

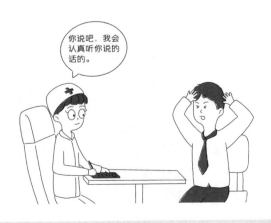

亲，从而修正自己悲惨的童年，而那些"不良男友"唤醒了她童年期的创伤，在潜意识中激发了小梦改造他们的欲望，使得她无可救药地爱上了他们。

精神分析学派的创始人弗洛伊德将意识分为意识、前意识和潜意识。意识是个体在任何时候都能觉察到的感觉和体验；前意识是介于意识与潜意识之间的，稍加注意就能觉察到的感觉和体验；而潜意识则是很难，甚至根本无法进入意的感觉和体验。弗洛伊德将这三种意识状态比作冰山，意识只是露出水面的冰山一角，前意识是在水面之下隐约可见的一部分冰山，而潜意识则是那深不可测的海底冰山。

精神分析理论认为，由心理问题所导致的外在行为表现和内在情绪体验仅仅是一个表象，其根源在于被个体压抑在潜意识中的创伤和痛苦，如童年期的不幸经历、不良的自我防御机制等。因此，精神分析治疗的关键在于找出症状背后的原因，从而将那些藏匿于潜意识中的创伤与痛苦带到意识层面，使个体能够正视不良的行为表现和负面的情绪体验，理智地对待它们，最终达到症状的消除。正如卡尔·荣格曾经说过的："将潜意识带入意识的过程就是疗愈"。通过在精神分析框架下进行自我分析治疗，能够帮助个体找到抑郁、焦虑、失眠等症状背后的心理问题，从根源上提升自我接纳度，最终达到症状的有效缓解。

在正式开始系统性的自我分析治疗之前，个体需要对自身进行初步评估，这对整个治疗过程至关重要。在这一阶段，通过倾听自己内心的声音、回顾自己的生活史、与重要他人及客体之间的关系、发病原因、服药情况等，形成个人历史框架，增进对自我的了解，从而更好地运用精神分析治疗技术有效缓解自身的症状。

在初始阶段的评估结束后，将正式开始系统性的自我分析治疗，大体可以从以下四个方面来开展。

一、建立治疗准则

首先，需要找到最令自己困扰的情绪问题，明确自己希望这一情绪问题缓解至何种程度，从而建立起治疗的目标、方案、规则等。

其次，个体不需要对脑海中所联想到的内容进行选择和批判，更不需要提前构思或记录好内容，只需要如实地说出头脑中真实呈现的内容，捕捉内心的真实想法。

最后，个体需要尽情地表达内心的感受，在这一过程中帮助自己了解症状背后的潜意识动机冲突，但不必进行深入挖掘，只需对表面所呈现的问题进行处理即可。

二、移情的出现及解释

弗洛伊德认为，移情是治疗关系中必然存在的现象。它指的是来访者把过去生活中对某个重要他人的情感、态度复制或再现到与治疗师的关系中，并相应地对治疗师产生情绪及生理反应的过程。在自我分析治疗中，个体也可能将过去的经历投射到周围的某个人身上，从而表现出移情。移情包括正移情和负移情。正移情指的是个体对他人所产生的依赖、顺从、爱恋等；而负移情指的是个体对他人所产生的憎恨、敌对、攻击等。

歌德曾说过："当人们在别人身上再度找到自己时，便开始知道自己的存在。"移情是个体潜意识阻抗的一种特殊形式，也是精神分析治疗的重要环节。通过移情，个体能够重新体验过去的经历与情绪，从而重现他们潜意识的冲突和痛苦，为更好地了解个体的潜意识提供重要线索，也为有针对性地进行治疗提供了重要手段。

在面对移情时，个体需要通过自我分析，认识到自己将过去的情感、态度投射到了他人身上，引导自己进行自我探索，以增进对自我的认知，并借助移情的机会重新经历、重新处理早年未能解决的冲突，从而更好地领悟自身的症状，推动治疗的进程。

三、修通阶段

修通阶段是对前一阶段治疗的进一步深化，通过运用以下治疗技术，帮助个体认识到潜意识的欲望和冲突，从而了解症状的意义，加深对症状的理解和领悟。

自由联想：自由联想是精神分析治疗的最基本技术，弗洛伊德将其形容为"到达潜意识王国的康庄大道"。在治疗中，个体需处于完全放松的状态，任由内心体验及想法涌现，不用意识指导思维、不考虑世俗标准、不做任何选择、不加任何修饰地将脑海中的想法和盘托出。通过这种方式，有助于自身真实情感的浮现，让个体有机会深入了解自己潜意识中的矛盾冲突，找出症状背后的原因。

宣泄：在精神分析治疗中，宣泄指的是被压抑在个体潜意识中的欲望、情感、冲突等被带进意识之中，通过重新体验过去的经历与情绪，并结合一些适度的发泄手段，如温和的攻击、言语表达等，使个体的紧张、焦虑等负面情绪得到有效的释放。

诠释：通过合理地解释自身言语及行为的可能意义，帮助个体将自身的感受、情绪与潜意识中的根源建立联结，使自己能够正视一直回避或没有意识到的内容，让先前存在于潜意识中的事物浮现到意识层面，从而对自身的症状产生真正的领悟。诠释的时机非常重要，通常而言，诠释发生在个体潜意识层面的内容逐渐向意识层面趋近时。

释梦：弗洛伊德将释梦看作是通向认识无意识领域的捷径。梦可以分为显梦和隐梦。显梦指的是存在于个体意识中的、能够被回忆的部分；而隐梦指的是存在于个体潜意识中的、具有象征意义的部分。弗洛伊德认为，睡眠时个体的自我控制减弱，这使得一些潜意识中的欲望有机会向外表现，但由于自我防御机制，使得这些欲望必须通过移置、凝缩、投射、变形等方式进入意识，形成我们能知觉到的显梦。因此，在自我分析治疗的过程中，个体需要采用精神分析技术，探究重重化装的显梦背后的隐义。通过释梦，个体能够认识到自己潜意识中被压抑的冲突和愿望，从而加深对自身症状的理解。

阻抗：自我分析治疗是一个艰苦而缓慢的过程，常常会令个体陷入痛苦。因此，个体在潜意识中会采取一些防御机制对抗自我分析。例如，推迟自我分析开始的时间，在中途突然停止，在自由联想中有意无意地回避某些内容，以防止一些被压抑在潜意识中的冲突意识化，造成痛苦、威胁的重现，或担心由于症状的消除，自己不得不面对令自己厌恶的情境，如工作、学习等。但阻抗一方面会成为治疗的障碍，另一方面也能够帮助个体更好地认清自己潜意识中的矛盾与冲突。因此，个体要对自身产生阻抗的原因进行分析。对于有意识的阻抗，一般通过自我说服能够得到化解；而针对由症状获益、自我惩罚等原因所带来的阻抗，个体需要帮助自己认清并正视这些阻抗，从而使自己更好地适应治疗。

四、结束阶段

自我分析治疗何时结束并没有一个准确的界定，通常情况下，当个体主要的潜意识冲突修通时，即个体感到症状消除、能够理解自身的防御机制、认清自己的移情反应时，就可以确定一个治疗结束的日期。但是治疗的结束并不意味着个体的症状不会再次出现，症状可能会在未来重新出现，也可能会产生一种全新的症状。因此，我们可以把自我分析治疗的结束定义为以一种合适的方式停止了的未完成的工作。

心理锦囊之"认知行为治疗"

一直以来，人类都以理性自居。但实际上，人类不是偶尔有情绪的理性的动物，而是偶尔会思考的感性的动物。认知神经科学的研究表明，人类的大脑分为系统1和系统2。系统1的运行感性且快速，系统2的运行则以逻辑为基础，理性且缓慢。因此，大脑为节省资源，遇到问题时会优先选用系统1进行处理，这就导致我们在工作及生活中常常出现一些认知歪曲，对我们的身心造成了极大的影响。归结起来，大致有以下几类。

主观臆断：这类人不以客观证据为基础，主观地作出判断。例如，有人会因为自己在工作中的一个失误而主观地认为自己毫无价值，并想象所有人都戴着有色眼镜看自己。即便得到了别人的夸赞，他们也会认为这是出于客套或讽刺。

以偏概全：这类人依据有限的经验对整体作出过分化的概括。例如，有人曾经在工作中遭遇挫折，便认为自己的职场道路将会永远波折，不可能在事业上取得成功。

过分夸大：这类人无限地放大负面事件的不良后果。例如，有人在职场上不慎惹恼了领导，便会在头脑中迸发出无数令人恐惧的后果，可能是领导将会扣自己的工资，可能是领导将会给自己穿小鞋，也可能是领导将会开除自己，更有甚者将此看作是世界末日，认为自己的人生将会就此毁灭。

绝对化思维：这类人把一切都看作"非黑即白"。例如，有人会因为一个目标没有达成就为自己贴上"失败者"的标签，对自己进行全盘否定。

乍一看，这些认知歪曲似乎离我们很遥远，但其实这是很多人几乎每天都会经历的认知体验，而由此所带来的负面情绪及行为困扰着无数人的工作与生活。

"情绪 ABC 理论"的创始人艾利斯认为，激发事件 A（activating event）并不会直接导致后果 C（consequence），而对激发事件 A 所产生的认知评价和信念 B（belief）才是导致后果 C 的直接原因。因此，人们的消极情绪及行为源于人们对事件的不合理信

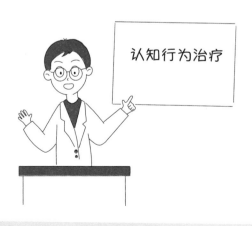

认知行为治疗

念。基于此，一种有结构、短程、认知取向的心理治疗方法——认知行为治疗应运而生，它主要包括以下的认知策略和行为策略。

一、认知策略

作为 2020 年的关键词，新冠肺炎疫情曾让人谈虎色变。作为那些疫情的亲历者，他们所承受的伤痛自不必说。然而令人惊讶的是，在此次疫情中，居家隔离对普通民众所造成的心理及行为影响却大相径庭。有一部分普通民众将居家隔离看作是一把无形的枷锁将他们锁在了家中，从而感到焦虑、恐慌，对生活丧失兴趣。而另一部分人则将居家隔离看作保卫他们生命的锁，从而能够冷静、从容地面对生活，充分利用"史上最长假期"去欣赏收藏夹里的电影，甚至去修复岌岌可危的亲子关系、挽救濒临破碎的婚姻。同样的事件为何会对不同人产生截然不同的影响呢？究其根本，就在于每个人所持有的认知观念。通过以下的一些策略，我们可以在治疗师的帮助下、团体的互助及自助治疗中，摒弃不合理信念，学会以理性的方式看待自我及周围的环境。

识别核心信念：类似于弗洛伊德理论中的意识、前意识、潜意识，自动思维只是浮在海面上最表浅的冰山一角，我们需要通过一点一点地挖掘，让海底深不可测的冰山渐渐浮出水面，从而认识到我们较为抽象的中间信念和被我们视为真理的最根本、最抽象的核心信念。例如，当我们因工作的失误而感到焦虑、沮丧的时候，可以问自己一个问题："我的头脑里在想什么？"我们可以尝试着写下答案。开始我们可能会得到自动思维——"我完蛋了"；接下来我们可能会找到中间信念——"如果做不好这项工作，就代表我没有能力"；经过进一步的深入挖掘，我们可能会识别出核心信念——"我很笨"。通过更加深入地了解自己的认知，我们能够更好地合理化自己的信念，从而对情绪及行为产生更加积极的影响。

重新归因法：重新探究负面事件背后的原因，正确归因事件的职责。例如，当你因公司的某个项目意外中断而自责、懊悔时，可以尝试对该事件背后的责任进行明确和定级。你会发现，导致该项目中断的关键可能源于领导决策的失误或其他某个同事的过错，与自己毫不相干或相关甚微，从而有效消除或减弱自己的负面情绪。

检验假设：通过检验支持和不支持某种错误假设的证据来认识并矫正认知歪曲。例如，当我们在工作中因遭遇挫折而认为自己一事无成时，可以通过诸如"我曾带领团队屡创佳绩""我曾攻克了一个技术难题"等反对证据消除自己的不合理信念。

去灾难化：当面对负面事件时，要进行合理的评估，不要对灾难化后果产生过高的估计。例如，当我们遭遇了领导的批评，不要悲观地觉得有很大概率或一定会面临灾难化的后果，要知道灾难化后果的发生是一个小概率事件，当你在为此烦恼的时候，领导可能早已将此事抛诸脑后了。

逆向思维：矛盾在一定条件下可以相互转化，任何事物都是相互贯通、相互渗透的。我们在遇到负面事件时，也可以化不利为有利。例如，当我们在职场上惨遭辞退，与其把自己的前途看作是一片黑暗，不如将这一工作的终点看作是新的起点。这或许给了我们新的机遇，让我们有机会去应聘自己喜欢的职位、自主创业或重返校园等。

换位思考：不要因自己当众发生过某件糗事而自我否定或感到焦虑不安，尝试站在他人的角度来看待问题。例如，当我们在工作汇报时发生了严重的口误，不要因此而一蹶不振，通过换位思考，将会发现那些自己曾以为别人会无限放大的细节，是多么的微不足道。

二、行为策略

系统脱敏法：又称交互抑制法，由放松训练、建立焦虑或恐惧的等级层次、脱敏训练三个步骤组成。放松训练包括渐进松弛法、音乐疗法、自律放松法等。建立焦虑或恐惧的等级层次是诱导个体找出令自己感到焦虑或恐惧的刺激事件，按照从小到大的顺序排列，将个体对该事件焦虑或恐惧的主观程度分为 10 个等级。进行脱敏训练时要先进行放松训练，之后利用想象脱敏法，从刺激事件中令个体感到焦虑或恐惧程度最低的等级开始，通过心理的放松状态来降低焦虑和恐惧的水平，直到个体对这一等级的事件不再感到焦虑和恐惧为止，再次进行放松训练，结束后依照此步骤进行下一等级事件的脱敏训练，如此循环往复，直到个体完全消除对该刺激事件的焦虑和恐惧反应。

社会技能训练：通过角色扮演的方法重复或预演工作及生活中已发生或将要发生的事件，以提升个体在社会交往中的技能，减少不适应行为，增强在社交场合中的自信，从而更好地适应工作与生活。

辩护律师练习法：想象自己被带到一次审判中，原告是自己的自动思维，而自己要做的则是作为一名辩护律师来驳斥原告的诉讼。通过这种方式，个体会极尽所能地找出反对证据来质疑和挑战原告，从而帮助个体摒弃不合理的自动思维，建立起积极、恰当的信念。

通过认知行为治疗，个体能够有效提升自我效能感，产生"我能行""我很棒""我越来越好"的积极信念，促进更多适应性行为的产生，而适应性行为反过来也会进一步增强个体的自信，最终形成良性循环，对个体的工作及生活产生积极的影响。